U0134347

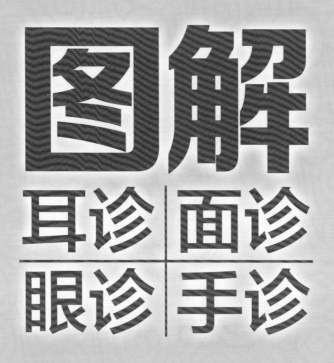

图解
耳诊 面诊
眼诊 手诊

主　编　姜军作　衣运玲

副主编　李巧林　吕雅妮

编　者（以姓氏笔画为序）

代成玖　吕雅妮　衣运玲　李巧林

张　赟　姜军作　鞠爽冉

人民卫生出版社
·北京·

图书在版编目（CIP）数据

图解耳诊　面诊　眼诊　手诊 / 姜军作，衣运玲主编 . —北京：人民卫生出版社，2022.9

ISBN 978-7-117-33161-6

Ⅰ.①图… Ⅱ.①姜…②衣… Ⅲ.①望诊（中医）–图解　Ⅳ.①R241.2-64

中国版本图书馆 CIP 数据核字（2022）第 088076 号

人卫智网	www.ipmph.com	医学教育、学术、考试、健康，购书智慧智能综合服务平台
人卫官网	www.pmph.com	人卫官方资讯发布平台

图解耳诊　面诊　眼诊　手诊

Tujie Erzhen Mianzhen Yanzhen Shouzhen

主　　编：姜军作　衣运玲
出版发行：人民卫生出版社（中继线 010-59780011）
地　　址：北京市朝阳区潘家园南里 19 号
邮　　编：100021
E - mail：pmph @ pmph.com
购书热线：010-59787592　010-59787584　010-65264830
印　　刷：北京顶佳世纪印刷有限公司
经　　销：新华书店
开　　本：889×1194　1/32　印张：10.25
字　　数：248 千字
版　　次：2022 年 9 月第 1 版
印　　次：2022 年 9 月第 1 次印刷
标准书号：ISBN 978-7-117-33161-6
定　　价：59.00 元

打击盗版举报电话：010-59787491　E-mail：WQ @ pmph.com
质量问题联系电话：010-59787234　E-mail：zhiliang @ pmph.com
数字融合服务电话：4001118166　E-mail：zengzhi @ pmph.com

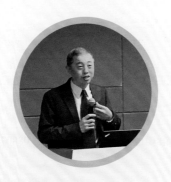

作 者 简 介

姜军作，中医针灸学博士，基础医学博士后，主任中医师，硕士研究生导师，敬昇堂堂主，中国针灸学会临床分会常务委员，世界中医药联合会外治法分会常务理事，辽宁省针灸学会经筋病分会副主任委员，擅于采用特色中医望诊及五运六气诊断疾病，并采用多种中医外治法来治疗疾病。长期致力于开展中医特色望诊和特色外治法的讲座与培训。主持省市级课题 4 项，参与国家级课题 2 项，获市级科技进步奖三等奖 2 项。以第一作者或通讯作者发表论文 10 余篇。

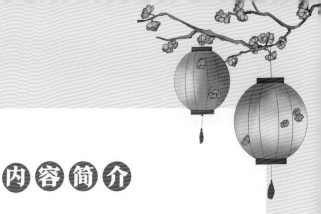

内容简介

  中医诊断不外乎望、闻、问、切四诊，尤以望诊最为神奇，素有"望而知之谓之神"之说。而中医望诊内容之丰富，体量之巨大，让初学者望而生畏。本书作者从众多的望诊——面诊、耳诊、眼诊、手诊、发诊、舌诊、鼻诊、口诊、牙诊、脐诊、臂诊、足诊、皮肤诊、二便诊……中逐一筛选，最后选出比较具体、简便易学、实用性强的四诊，即耳诊、面诊、眼诊、手诊，用尽量多的插图来补充和表达望诊的知识点，并且收集 200 多幅彩色临床案例真实图片来让大家学习，在案例的后面附有解释说明，让读者一目了然。本书一大特点就是用尽量少的文字和尽量多的图片来达到学习望诊的目的，让中医望诊在临证中彰显不凡力量。

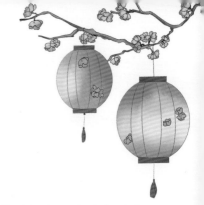

序

　　中医药学是我国劳动人民几千年来同疾病作斗争的极其丰富的经验总结，它对中华民族繁衍昌盛起了很大的作用，对世界医学的发展作出了重要贡献。中医理论传承至今已有5 000多年的历史。望、闻、问、切四诊是中医药学宝库中的瑰宝，尤以望诊最为神奇，素有"望而知之谓之神"之说。如何继承和发展望诊是当代医学工作者的重要任务之一。姜军作、衣运玲二位博士，在长期临床、教学和科研工作中，潜心研究、探索与积累，获得了理论与实践相结合的中医望诊成果。

　　作者运用全息理论结合大量临床实践经验，对中医望诊中最常使用的四部分内容——耳诊、面诊、眼诊、手诊，在疾病定性、定位、定量、定质上给予翔实论述，采用知识点加病例图片的方式展开说明，精心撰写了《图解耳诊面诊眼诊手诊》一书。该书内容丰富，资料翔实，条理分明，深浅合度，有利于提高中医望诊的准确率，为临床诊断的研究与发展提供科学依据。该书不仅适于医药卫生工作者参考，还适于广大人民群众对自身健康状况进行评估，并可为全民未病先防、小病防

渐、已病防重、防患于未然提供帮助。本书出版，值得
推荐。

南京中医药大学教授，博士研究生导师
享受国务院政府特殊津贴专家
江苏省著名中西医结合专家

刘志诚

2022 年初夏

前言

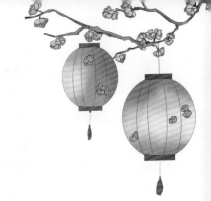

　　我生于农村，自幼文弱，打记事起，除了学习，就是帮父母做各种农活儿，深知"锄禾日当午，汗滴禾下土"的不易。家父教导严厉，本人学习成绩尚可。家母素有腰疾，几经医治，效果不显，因而立志学医，大学时，幸入中医之门，听各位临床大家讲述中医的神奇。虽也经受过"读书无用论"的冲击，但为治亲疾，未减初心。

　　自大学期间，为母疗护至今，自认医术尚可。博士毕业后，更觉沾沾自喜。但经医院工作几年后，发现学无止境，永远走在学习的路上。又幸得大连市卫生健康委员会组织省名中医师承工作，有幸师从当时大连大学附属中山医院中医科主任于铁老师。于铁老师的五运六气诊病理论让本人这个所谓的中医学博士汗颜，整个诊病过程如同魔术一样神奇，全程患者都说不上几句话，基本就是一个动作——点头，不断地点头，和不停地说"对，对"。在跟诊的前四个月，我基本上没说一句话，因为一无所知，不知从何处问起。于是，我从于老师办公室窗台上的三摞书中，挑选了十几本与五运六气诊断有关的书籍并拍下封面，然后从网上买来这些书，疯狂恶补，四个月后，才张口问话。此时我才明白只有痴迷学习才能领悟，才愿意把以前认为枯燥的天干、地支理论背下来并进行运用。也由此，我打开了中医诊断的另一扇门，真正体会到了中医的神奇。

自此，我迷上了买书，看书。因博士学习期间曾听过南京中医药大学校友王晨霞老师的讲座，我对掌纹医学产生了兴趣。此后的十余年，我醉心于五运六气理论和中医望诊学习与实践，向不同流派的望诊著作者学习他们的思路、苦修及为人。虽多素未谋面，心中景仰不减。孔子有云："学而时习之，不亦乐乎"。入迷时我在大街上也不断地观察别人的长相，反复揣摩那人可能患有哪些疾病，并在门诊反复验证，每有一得，便欣喜若狂，并感谢不吝外传的作者。随着时间的推移，终于能把患者的疾病史和家族史从望诊中讲出来，并判断出疾病的大致预后，也算初入中医望诊之门。当然，学习仍在路上。

学习过程中，总有些个人体会，为使更多的人了解中医望诊，让它更好地为大众服务，将中医教材中顾及寥寥的中医望诊内容从一个学习者的角度，重新整理，希望对大家的学习有益。

在此，本人还想与大家分享一下学习中医的体会。若非"生而神灵者"，一要初心为善，二要名师指导，三要苦心读书，四要临床验证。

在此，唯愿读者开卷有益，不负韶华！

编者

2022 年初夏

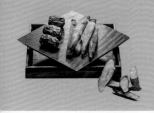

目录

第一章　中医的整体观念

一、人体是一个有机的整体 1

二、人与自然界具有统一性 2

第二章　全息生物学和全息医学

一、全息生物学的由来 5

　　（一）全息胚概念的产生 5

　　（二）全息胚的表现形式 5

二、全息生物学的全息医学观 7

三、全息医学的全息诊断和治疗 7

第三章　中医望诊新四诊简介

一、中医望诊新四诊的由来 10

　　（一）第一次听到全息 10

　　（二）耳穴的神奇 10

　　（三）手诊的首次接触 11

　　（四）面诊的大放光彩 12

　　（五）眼诊的水到渠成 12

二、中医望诊新四诊的意义 13

三、中医望诊新四诊的内容 14

第四章 耳诊

一、耳诊的由来 16

二、耳诊的发展 17

三、耳廓的结构 19

四、耳的解剖分区 21

五、耳解剖分区代表的人体部位 24

六、耳穴的具体穴位与诊断 27

    （一）耳轮脚周围穴区与诊断 27

    （二）耳甲腔穴区与诊断 29

    （三）耳甲艇穴区与诊断 30

    （四）三角窝穴区与诊断 31

    （五）耳屏穴区与诊断 32

    （六）对耳屏穴区与诊断 33

    （七）轮屏切迹穴区与诊断 35

    （八）屏上切迹穴区与诊断 35

    （九）屏间切迹穴区与诊断 35

    （十）耳垂穴区与诊断 36

    （十一）耳轮穴区与诊断 39

    （十二）耳舟穴区与诊断 41

    （十三）对耳轮上脚穴区与诊断 42

    （十四）对耳轮下脚穴区与诊断 43

    （十五）对耳轮穴区与诊断 44

七、耳部的望诊诊断方法 46

    （一）异常色泽变化 46

    （二）阳性反应点 47

八、常见疾病耳穴望诊阳性反应举例 48

    （一）呼吸系统疾病 48

（二）循环系统疾病 49

（三）消化系统疾病 49

（四）泌尿系统疾病 50

（五）其他疾病 50

九、特殊耳部望诊 51

十、研究进展 56

（一）诊肿瘤 56

（二）诊心脏疾病 56

（三）诊肝胆疾病 56

（四）诊肺部疾病 57

（五）诊脊柱疾病 57

第五章　面诊

一、面诊的由来 58

二、面诊的发展 59

三、面部的分区 61

（一）《黄帝内经》中五脏的分区 61

（二）面诊中各脏腑器官具体分区 62

四、面诊的望诊诊断方法 67

（一）五色的望诊 67

（二）五脏的望诊 69

（三）六腑的望诊 71

（四）其他望诊 72

（五）人中望诊 73

（六）望鼻隧纹诊病 79

第六章 眼诊

一、眼诊的由来 83

二、眼诊的理论基础 85

 （一）眼与经脉的关系 85

 （二）眼与脏腑的关系 86

 （三）眼与五轮八廓学说的关系 88

三、眼部的分区 90

 （一）用八卦划区的来源 90

 （二）三焦问题 92

 （三）眼区的划分及与脏腑的通联 94

四、眼诊的诊断方法 103

 （一）络脉的形色 103

 （二）络脉的形状 103

 （三）络脉的颜色 106

 （四）观察方法 109

 （五）特殊眼诊——眼的形态望诊 109

 （六）特殊眼诊——眼的异常络脉望诊 111

五、眼诊的临床意义 114

第七章 手诊

一、手诊的定义 115

 （一）广义概念 115

 （二）狭义概念 115

 （三）医学概念 115

二、手诊的起源 116

三、手诊的发展 118

（一）西医的解剖、生理、病理学说丰富了手诊医学的发展 118

（二）现代医学的数理化检验促进了手诊医学的精确性 119

（三）现代医学的研究方法推动了手诊医学的研究进程 119

四、手诊的健康标准 120

（一）正常形状 120

（二）正常颜色 120

（三）正常温度 121

（四）正常湿度 122

五、手诊的方位规定 122

六、手诊的必备条件 123

七、手部的分区 124

（一）五行九星丘分区 124

（二）按八卦分区 125

（三）按脏腑分区 129

八、手诊的诊断方法 143

（一）望手部色泽 143

（二）望青筋 148

（三）望手形 159

（四）手的形态变化 162

（五）望指甲 163

（六）掌纹病理纹线 172

（七）三大主线及异常表现 175

（八）手掌常见的异常纹 200

（九）先天遗传的异常纹 229

（十）后天损伤的异常纹 235

（十一）常见疾病的异常纹 238

（十二）五脏虚弱的异常纹 244

（十三）生殖系统疾病的异常纹 248

第八章　中医望诊实践案例

耳诊 251

面诊 261

眼诊 267

手诊 277

参 考 文 献

后　记

第一章
中医的整体观念

　　整体就是统一性和完整性。中医学非常重视人体本身的统一性、完整性及其与自然界的相互关系，认为人体是一个有机的整体，构成人体的各个组成部分之间在结构上不可分割，在功能上相互协调、互为补充，在病理上则相互影响。人体与自然界是密不可分的，自然界的变化随时影响着人体，人类在能动地适应自然和改造自然的过程中维持着正常的生命活动。这种机体自身整体性和内环境统一性的思想即整体观念。整体观念是中国古代唯物论和辩证思维在中医学中的体现，贯穿于中医学的生理、病理、诊法、辨证和治疗等各个方面。

一、人体是一个有机的整体

　　人体是由心、肝、脾、肺、肾等五脏，小肠、胆、大肠、胃、膀胱、三焦等六腑，脉、筋、皮、肉、骨等五体，以及眼、耳、鼻、舌、口、前阴和肛门等诸窍共同组成的，其中每一个组成部分都有其独特的功能，成为一个独立的器官。但是所有器官都是通过全身的经络互相联系起来的，而且这种联系有其独特的规律，也就是：一脏、一腑、一体和一窍构成一个系统，比如肝、胆、筋和目构成"肝系统"；心、小肠、脉和舌构成心系统；脾、胃、肉、口构成"脾系统";肺、大肠、皮和鼻构成"肺系统";肾、膀胱、骨、耳和二阴构成"肾系统"。每一个系统，皆是以脏为首领，所以五大系统则以五脏为中心。每个脏腑和器官各有其独特的生理功能，而这些不同的功能又是人体整体活动的组成部分，这就决定了人体内部的统一性。

中医学在整体观念指导下，认为人体正常的生理活动一方面依靠各脏腑组织发挥自己的功能作用，另一方面则又要靠脏腑之间相辅相成的协同作用和相反相成的制约作用，才能维持其生理上的平衡。每个脏腑都有其不同的功能，但又在整体活动中分工合作、有机配合，这就是人体局部与整体的统一。

在认识和分析疾病的病理因素时，中医学也是首先从整体出发，将重点放在局部病变引起的整体病理反应上，并把局部病理变化与整体病理反应统一起来。一般来说，人体某一局部的病理变化，往往与全身的脏腑、气血、阴阳的盛衰有关。由于脏腑在生理、病理上相互联系和相互影响，诊治疾病时，可以通过面色、形体、舌象、脉象等外在的变化，来了解和判断其内在的病变，以作出正确的诊断，从而进行适当的治疗。

人体是一个有机的整体，在治疗局部病变时，也必须从整体出发，采取适当的措施。如心开窍于舌，心与小肠相表里，所以，可用清心热、泻小肠火的方法治疗口舌糜烂。如"从阴引阳，从阳引阴，以右治左，以左治右"（《黄帝内经素问·阴阳应象大论》）"病在上者下取之，病在下者高取之"（《黄帝内经灵枢·终始》）等，都是在整体观指导下的治疗原则。

二、人与自然界具有统一性

人类生活在自然界中，自然界存在着人类赖以生存的必要条件。同时，自然界的变化又可以直接或间接地影响人体，而机体则相应地产生反应。属于生理范围内的，即是生理的适应性；超越了这个范围，即是病理性反应。故曰："人与天地相应者也"（《黄帝内经灵枢·邪客》）"人与天地相参也，与日月相应也"（《黄帝内经灵枢·岁露论》）。这种人与自然相统一的特点被中国古代学者称为"天人合一"。

季节气候对人体也存在影响。春温、夏热、长夏湿、秋燥、冬寒表示一年中气候变化的一般规律，生物在这种气候变化的影响下，就会有春生、夏长、长夏化、秋收、冬藏等相应的适应性变化。人体也与之相适应，如："天暑衣厚则腠理开，故汗出……天寒则腠理闭，气涩不行，水下流于膀胱，则为溺与气"（《黄帝内经灵枢·五癃津液别》），说明春、夏阳气发泄，气血容易趋向于体表，表现为皮肤松弛、腠理开、汗多；而秋、冬阳气收藏，气血容易趋向于里，表现为皮肤致密、少汗、多尿。人体的脉象也有春弦、夏洪、秋浮、冬沉的不同。许多疾病的发生、发展和变化与季节密切相关，如春季常见温病，夏季多发中暑，秋季常见燥证，冬季多有伤寒。

在昼夜晨昏的变化过程中，人体也与之相适应。白昼为阳，夜晚为阴，人体也是早晨阳气初生，中午阳气隆盛，到了夜晚则阳气内敛，便于人体休息，恢复精力。许多疾病的发病时间及引起死亡的时间也是有一定规律的。研究表明，五脏衰竭所致死亡的高峰时间在后半夜至黎明前，春、夏季急性心肌梗死多发生在子时至巳时，而秋、冬季，该病的发作多在午时至亥时。此外，据观察，人体的脉搏、体温、耗氧量、二氧化碳的释放量、激素的分泌等都具有 24 小时的节律变化。

根据中医运气学说，气候有着十二年和六十年的周期性变化，因而人体的发病也会受其影响。近年来，科学家们发现这种十二年或六十年的变化规律与太阳黑子活动周期（11 年或 12 年）有关。太阳黑子的活动会使太阳光辐射产生周期性变化，并强烈干扰地磁，改变气候，从而对人体的生理、病理产生影响。

因为地域的差异，人们的生活习惯和身体状况也有很大不同。如江南多湿热，人体腠理多疏松；北方多燥寒，人体腠理多致密。因此，每个地区也各有其特有的地方病，甚至不同地区人们的平均寿命也有很大的差别。早在两千多年前，中国古代医家就对此有所认识，在《黄帝内经素问》中就这个问题做了较详尽的论述。如《黄帝内经素问·五常政大论》曰："高者其气寿，下者其气夭，地之小大异也，小者小异，大者大异。故治病者，必明天道地理……"。

正是由于人体本身的统一性及人与自然界之间存在着既对立又统一的关系，所以，因时、因地、因人制宜成为中医治疗学的重要原则。因此，在对患者做诊断和决定治疗方案时，必须注意考虑和分析外在环境与人体的有机联系以及人体局部病变与全身情况的有机联系，这就是中医学的重要特点——整体观念。

第二章
全息生物学和全息医学

一、全息生物学的由来

（一）全息胚概念的产生

20 世纪 70 年代，山东大学生物系张颖清教授在研究大量的生物现象和生物学事实的基础上，发现了生物体中普遍存在的介于细胞与整体之间的结构和功能单位，提出了全息胚的概念，创立了全息胚学说，并以此为中心创立了全息生物学。全息胚学说与细胞学说之间是包含关系。全息胚学说认为，全息胚是生物体组成部分处于某个发育阶段的特殊胚胎，一个生物体由处于不同发育阶段和具有不同特化的多重全息胚组成。在生物体中，整体是发育程度最高的全息胚，细胞是发育程度最低的全息胚，真正的胚胎是全息胚的特例，而一般的全息胚是生物体结构和功能与周围有相对明确边界的相对独立的部分，全息胚内部又有结构和功能的相对完整性。

（二）全息胚的表现形式

1. 形态学方面的例证　全息胚在较高的发育阶段，能够表现出全息胚之间形态相似或全息胚成为"整体缩影"式的形态全息现象。人体躯干有头、一对上肢和一对下肢共五个分支，对应在手和足这些小的部位也有 5 个分支，即 5 个手指和 5 个脚趾。对于体表遍布斑纹的动物，主体和各自第一级全息胚的斑纹数都大致相等，如斑马的躯干上有 9 条斑纹，其头、颈、两前肢的各节肢、两后肢的各节肢都大致有 9 条斑纹，不同的是斑纹的疏密程度有差异。

植物的叶形也含有植物整体形态的信息，如叶柄长的植物，对应在主干和大的枝条上，不着生枝条和叶的区段就明显加长。叶在全株或枝条的总体分布情况与叶的形状有全息对应关系，全株或全枝叶生株顶或枝顶，植株下部或枝下部少叶或无叶的植物，对应的叶形使叶的上部有较多的叶物质，从而使叶成为倒卵形、倒披针形、倒三角形或匙形等，如菱叶海桐的叶聚生枝顶，叶为倒卵形。

2. 生理学方面的例证　这方面的例证很多。福建农学院全息生物学研究室主任叶永教授在研究了水稻谷粒中 RNA 含量的全息分布情况后，发现水稻穗全息胚中谷粒 RNA 含量呈梯度分布，即顶部谷粒中的 RNA ＞中部谷粒的 RNA ＞基部谷粒的 RNA，而低一级的全息胚中谷粒 RNA 含量也呈梯度分布，即顶部谷粒 RNA ＞中部谷粒 RNA ＞基部谷粒 RNA。又例如甜菜（一种糖料植物），其全株的上部是叶和花序，中下部是块根，最下部是根系，含糖量最高的部位在全株的中下部，而在块根这一级全息胚，含糖量分布与整体类似，含糖量最高的区域也在块根的中下部。高粱中有一种物质叫氰酸，全株上部的叶氰酸含量较高，下部的叶氰酸含量较低，而在一片叶这样的全息胚中，氰酸的含量也有相同的分布形式，也是叶上部的含量高，叶下部的含量变低。茶树的茎和叶中含有咖啡碱，在全株，上部的嫩茎比下部的老茎咖啡碱含量高，而在低一级的全息胚，如在一个完整的枝上，也是上部叶比下部叶咖啡碱的含量高。

3. 遗传学方面的例证　马铃薯的块茎结于全株的下部，即全株的下部对结块茎这一性状有更突出的表现，对于块茎这一级全息胚，张颖清教授和他的合作者进行了种植试验，结果显示块茎的下部（即顶部）比基部对结块茎这一性状有更突出的表现，用顶部切块作种比用基部切块作种平均增产 19.2%。玉米的棒子结于植株的中下部，换句话说，玉米植株的中下部对结籽粒这一性状有较突出的表现；对于玉米棒上的籽粒而言，种植试验显示，选用玉米穗中、下部的籽粒作种对比选用上部和基部的籽粒作种增产高达 35%。山东临沂地区种子站的邢作福等人对 18 种农作物做了类似的种植试验，都不同程度地显示了增产效果。

二、全息生物学的全息医学观

张颖清教授在 1973 年发现了人体的第 2 掌骨侧有一组有序的穴位群，并在后来提出了穴位全息律。他揭示出人体任一长骨节肢或其他较大的相对独立部位的穴位，如果以其对应的整体部位的名称来命名，则穴位排布的结果使每一节肢或其他相对独立的部位恰像整个人体的缩小，并且，每两个生长轴线连续的节肢或每两个较大的相对独立的部分，总是对立的两极连在一起的。

三、全息医学的全息诊断和治疗

从张颖清教授给出的穴位全息律概图和第 2 掌骨侧、第 5 掌骨侧全息穴位群详图，我们可以直观地看出人的第 2 掌骨节肢、第 5 掌骨节肢，桡、尺骨节肢，肱骨节肢、股骨节肢等都像缩小了的人体：整体上有头，这些部位就有头穴，整体上有胃，这些部位就有胃穴，如此等等，并且穴位的排列顺序与整体上的对应部位或器官的分布顺序相同。张颖清教授和国内、外许多医生的临床病例证实，生物全息诊疗法用于 200 多种疾病的诊断率和治疗有效率都在 90% 以上。

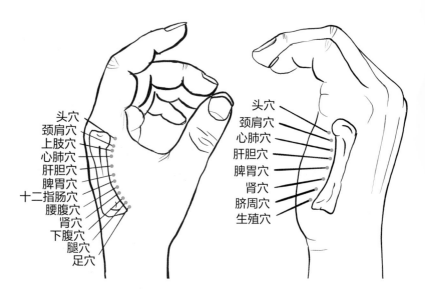

头穴
颈肩穴
上肢穴
心肺穴
肝胆穴
脾胃穴
十二指肠穴
腰腹穴
肾穴
下腹穴
腿穴
足穴

头穴
颈肩穴
心肺穴
肝胆穴
脾胃穴
肾穴
脐周穴
生殖穴

手第 2 掌骨全息穴位图　　　　手第 5 掌骨全息穴位图

穴位分布全息律

穴名	部位	代表人体组织器官
头穴	头部	头、眼、耳、鼻、口、牙、脑、咽、扁桃体、面
颈肩穴	颈部	颈、甲状腺、咽喉、气管上段、食管上段、颈椎
上肢穴	上肢部位	肩、上肢、肘、腕、手、气管中段、食管中段
心肺穴	心肺部位	肺、心、胸、乳腺、气管下段、支气管、食管下段、背、胸腺、肋骨、胸
肝胆穴	肝部位	肝、胆、胁部、胸椎中段
脾胃穴	胃部位	胃、脾、胰、胸椎下段
十二指肠穴	十二指肠部位	十二指肠、胃幽门部
腰腹穴	腰腹部	腰、脐周、大肠、小肠、腰椎
肾穴	肾部位	肾、大肠、小肠、腰椎
下腹穴	下腹部	下腹、子宫、膀胱、直肠、阑尾、卵巢、睾丸、阴道、尿道、骶椎、坐骨
腿穴	腿部	下肢、膝关节
足穴	足部	踝关节、足

第三章
中医望诊新四诊简介

一、 中医望诊新四诊的由来

（一）第一次听到全息

我在山东中医药大学就读时，有幸得到高树中老师（讲授《针灸治疗学》）教诲，学到的太多太多，高树中老师的聪明、睿智、幽默、博学深深地感染着我。第一次听到"全息""张颖清"就来自于高树中老师，这为我以后的理论形成埋下了伏笔。毕业以后的20多年中，我多次在各类学术大会上见到高树中老师，每一次都有许多收获，尤其是在上海召开的中国针灸学会年会上高树中老师讲授"腰痛的手部治疗"，又一次用全息理论完美地阐析了手与腰的全息对应，让我对全息的理解更加深了一层。

（二）耳穴的神奇

我在曲阜中医药学校教学时，夫人衣运玲与我一同在校教学，衣老师在一次上课时发现一女学生经常回头，余无任何异常，凭着职业的敏感，在课后追问此女生原因，她支支吾吾不语，其他同学悄悄地告诉衣老师说："她有癫痫病。"此时我们才恍然大悟，考虑如何能给她治疗。正巧当时在讲耳穴的诊断与治疗，所以就采用耳穴压豆的方法给她治疗，这样既无痛也无创伤，一共治疗了五次，神奇的事情发生了，这个女学生再也没有犯癫痫病，这个伴随了她十余年的病竟然奇迹般地痊愈了，我们俩也兴奋得不得了，没想到这样一个小小的耳穴压豆竟然产生了这么好的效果。因此，衣老师在《吉林中医药》发表了她的第一篇论文《耳针治疗原发性癫痫1例报道》。这让我亲身感受到了中医针灸的临床疗效，同时我们观察到：此学生的耳部对耳屏尖上脑点位置有一个黑斑，这也直接验证了大脑皮层的损伤。因此，我们就以皮质下为主的耳穴进行压豆，这也是中医外治法的最独特之处——诊疗一体化（在此处准确诊断后即可在此处精准治疗），因此，疗效格外突出。

从此，我对耳穴诊断和治疗情有独钟，在很多公开场合讲中医的疗效时，都用耳穴来验证，另外一个原因也是因为耳穴比较具体，不抽象。

（三）手诊的首次接触

我在2007年就读于南京中医药大学针灸推拿专业攻读博士时，南京中医药大学每个月都会邀请国内、外著名中医学者或者知名校友来校讲座，其中我印象比较深的就是王晨霞老师，她主讲的内容是掌纹医学。她为我们讲述了她的从医之路和半路又转到掌纹医学的研究之路的原因，让我对掌纹医学充满了好奇。在这之前，我极少涉猎这个领域，王晨霞老师的讲座瞬间为我打开了另一扇大门，让我对传统文化的博大精深又有了一个更深的认识和理解。而且她主讲的掌纹医学，与传统意义上的手相不相同，只看病，不谈命理，更科学和医学化。从此我与掌纹医学结缘，通过近十余年研究，我购买并阅读了国内、外关于手诊的几乎所有书籍，并一直跟随着王晨霞老师的脚步前进，规范掌纹医学中的许多知识，对此类书籍中的大部分有用知识加以整理，并在临床中应用，大大提高了临床诊疗效果。

（四）面诊的大放光彩

在使用一段时间手诊后，我发现许多手部的变化与面部的变化是同步的，于是自然而然地就开始重视面诊。我国现存最古老的面诊书籍是《麻衣神相》，我对临床病例和书中的案例进行对照应用，发现效果很神奇，现在看来是一个非常简单的小案例，在刚开始学面诊时验证后是多么地兴奋啊！举一例子：两目白睛近内眦长有小胬肉，提示女性患有乳腺增生，这比手诊一、二线之间的叶状岛纹容易诊断多了，当第一次诊断一女性患者成功后（而且可以分清左、右侧乳腺），顿时觉得面诊较手诊更直观、更易获得，就把面诊广泛应用于临床，一段时间后发现面诊与手诊的结合，可以互相佐证，更可以结合应用，提高诊断的全面性和准确率。就拿上面的乳腺增生来说吧，若面诊与手诊结合后，就可以说出疾病的位置，大小，良、恶性等细节，这就有了我对望诊的初步结合应用。

（五）眼诊的水到渠成

在10多年前的全国针灸学术会议上，就听到有大会发言讲述眼针的临床应用，当时的第一反应与大家听到后的反应一样，"扎眼睛"会不会太吓人了？会不会把眼睛针瞎了？因为有了这个成见，我与眼诊失之交臂。在这期间，我在其他会议上也听到一些专家在讲眼针，大多数专家讲的是眼针的治疗作用，对于眼部的诊断讲之甚少。大约5年前，我在看书时读到眼部的诊断，就大量购买了关于眼部诊断和治疗的书籍，其中有苗族的虹膜诊病和彭静山老人的眼诊，仔细品读后发现虹膜诊病过于复杂，彭老的眼诊比较符合中医的特色，所以我把主要精力放在彭老的眼诊上。几本专业书读下来，就发现眼诊来源于古典、却又不泥于古，创新之处在于把五轮八廓进行了细分，并且在治疗上又进行了大胆的创新，这才是我想学的知识。因此，我在临床中大量运用眼针进行治疗，发现其对疼痛性疾病的治疗简直可以称为速效。后来，我就把眼部的诊断也一并考虑进来，在眼针治疗前先进行眼部诊断，眼针治疗后再进行眼部诊断，来判断疾病的治疗效果和愈后。我发现很多疾病的眼部诊断更有利于眼针的应用，于是眼诊就顺理成章地进入了我的望诊系列理论中。

二、中医望诊新四诊的意义

《黄帝八十一难经·六十一难》曰："经言望而知之谓之神，闻而知之谓之圣，问而知之谓之工，切脉而知之谓之巧，何谓也？然：望而知之者，望见其五色，以知其病。闻而知之者，闻其五音，以别其病。问而知之者，问其所欲五味，以知其病所起所在也。切脉而知之者，诊其寸口，视其虚实，以知其病，病在何脏府也。"

从古到今，无论是古代的中医还是现代的中医，直接通过望诊就能够知道和发现疾病的被人们称为神医，可见望诊在中医诊所中的地位，那么重视望诊的意义何在？

1. 加强望诊可以减少其他的非直观诊断内容，从而缩短整个诊断的时间。

2. 加强望诊可能更便利地诊断疾病，而不需要过多的、烦琐的检查，包括体格检查和实验室检查。

3. 加强望诊可以提高诊断准确率。在诊断疾病的过程中还需四诊合参，准确率才能够更高。

4. 加强望诊可以早期诊断，甚至超早期诊断，达到未病先防的目的。在疾病早期，即亚健康状态、疲劳综合征时，脏器未受到实质性损害时，通过患者外在的表现，可以确定内在的脏腑功能失调。为疾病的早期诊断、早期预防提供依据和借鉴。

5. 加强望诊可以更好地预防一些家族遗传疾病的发病，如脑血管意外、糖尿病及各种内脏损害的遗传病史等，做到提早预防和保健。

6. 加强望诊可以判断疾病的预后，从而提前向患者预告疾病进展和预后情况。

7. 加强望诊可以更好地增强医患之间的信任，提高医患和谐度，从而提高治愈率。

三、中医望诊新四诊的内容

在 2015 年中医望诊新四诊初具雏形的时候，新四诊的主要内容为：耳诊、面诊、舌诊和手诊，耳诊能够定位、定量、定性；面诊能够定位、定量、定性，且最容易得到第一手资料；舌诊能够简单定位、定性；手诊能够定位、定病因、定体质、定轻重、定预后。但是在全国开办讲座时却发现有两个问题：一是许多学员以前学习过舌诊，觉得不需要再讲解，所以学习时表现不积极；二是另一些学员以前没有学习过舌诊，觉得舌诊太复杂了，这半天多时间根本学不会。针对这种情况，我思考了很久，是改变教学方法让学员更容易学习，还是换一个望诊内容，正在纠结时，想起家中有眼诊和眼针的书，把此书看了一遍，发现并不像刚开始听到的眼针治疗那样（学术会议讲座中全是讲治疗，很少讲眼部诊断内容）。看书后发现眼诊效果理想，因此开始在门诊大量加入眼诊内容，并且把眼针也应用到门诊，经过一段时间的临床整理后，发现眼诊和眼针是相辅相成的，尤其是先做眼部的诊断后，眼针的效果就会更加明显。因此，笔者果断把舌诊取消，改成眼诊，并且在全国讲座时增加实操内容——耳针和眼针，让所有学员感受到眼针在临床中即刻起效的神奇，五分钟必定见效。这才有了现在的中医望诊新四诊的固定内容：中医耳诊、中医面诊、中医眼诊、中医手诊，也就因此引出了中医治疗新四针——中医耳针、中医面针、中医眼针和中医手针。

1. 中医望诊新四诊之耳诊的主要内容　包括耳诊的由来、耳诊的发展、耳廓的结构、耳的分区、耳分区代表的人体部位、耳穴的具体穴位和耳诊的望诊诊断方法。耳诊的望诊诊断方法包括异常色泽变化、异常突起与凹陷、青筋与脱屑、异常形态等。

2. 中医望诊新四诊之面诊的主要内容　包括面诊的由来、面诊的发展、面部的分区和面诊的望诊诊断方法。其中面部的分区包括五脏的分区、六腑的分区、肢体关节的分区；面诊的望诊诊断方法包括五色诊病、异常色泽变化、五脏六腑分区诊病、人中色泽与形态、鼻隧纹形态等。

3. 中医望诊新四诊之眼诊的主要内容　包括眼诊的由来、眼诊的理论基础、眼部的分区和眼诊的望诊诊断方法；其中眼部的分区包括第一次的分区、改进后的分区、后来人的分区三部分；眼诊的望诊诊断方法包括异常络脉色泽变化、异常络脉形态、整体看眼。

4. 中医望诊新四诊之手诊的主要内容　包括手诊的定义、手诊的起源、手诊的发展、手诊的健康标准、手诊的方位规定、手部的分区和手诊的望诊诊断方法。其中手部的分区包括按八卦的分区、按五行九星丘的分区、按脏腑的分区；手诊的望诊诊断方法包括异常色泽变化、望青筋、望手形、望指甲、望异常掌纹、三大主线、常见疾病的异常纹、先天遗传疾病的异常纹、体质虚弱的异常纹、后天损伤的异常纹、五脏虚弱的异常纹、生殖系统虚弱的异常纹等。

第四章
耳诊

一、耳诊的由来

　　耳廓与整体相联系，通过望、触耳廓诊断疾病，或通过对耳廓的刺激来防治疾病，在我国的古代文献中早有记载。如 2 000 多年前的《阴阳十一脉灸经》就提到了与上肢、眼、颊、咽喉相联系的"耳脉"，到了《黄帝内经》时期，对耳廓与整体的联系有了更深入的认识，如《黄帝内经灵枢·经脉》曰："小肠手太阳之脉……其支者……却入耳中""三焦手少阳之脉……其支者……从耳后入耳中，出走耳前""胆足少阳之脉……其支者，从耳后入耳中，出走耳前""手阳明之别……入耳，合于宗脉"。《黄帝内经灵枢·经脉》亦载有"胃足阳明之脉……上耳前""膀胱足太阳之脉……其支者，从巅至耳上角"。根据《黄帝内经灵枢》的记载，循行于耳区的经脉主要有手、足三阳经，六条阴经虽不直接入耳，但却通过经别与阳经相合，十二经直接或间接上达耳廓，故《黄帝内经灵枢·口问》曰："耳者，宗脉之所聚也……"这里需要指出的是，虽然古人在 2 000 多年之前就已经认识到耳廓与经络相联系，但是，耳廓与各器官系统的联系并不完全是通过经络的作用实现的。

　　古人不但认识到耳廓与经络相联系，在实践中还发现，机体有病时能够在耳廓上产生反应，如《备急千金要方》中有"耳小，高下，厚薄，偏圆则肾应之""正黑色小理者，则肾小，小即安难伤""耳坚者则肾坚，坚则肾不受病，不病腰痛"。《厘正按摩要术》中有"耳上属心，凡出痘时，宜色红而热。若色黑与白而冷，其筋纹如梅花品字样，或串字样，从耳皮上出者，皆逆也……耳下属肾，凡出痘时，其色宜红紫带冷，不宜淡黄带热，如筋纹梅花品字样为顺。如蚤咬芝麻之形者为险逆难治之候……""凡发热，耳筋出现紫黑赤白皆凶，耳上凉者吉，耳下凉者凶，耳后青筋起，主螈"。说明古人运用耳廓位置、大小、厚薄、形态的异常和温度、色泽的变化来诊断疾病。

在刺激耳廓防治疾病方面，古人也积累了一定的经验，如明万历年间朝鲜许浚的《东医宝鉴》中曾记载我国道家的方法："以手摩耳轮，不拘遍数，诚所谓修其城廓，以补肾气，以防聋聩也。"明《针灸大成》中也有记载："灸耳尖，治……眼生翳膜。"除此之外，古希腊的希波克拉底曾用割断耳后血管的方法治疗阳痿和男性不育；古埃及有把针刺耳廓用于妇女节育的记载。

二、耳诊的发展

耳廓医学的真正兴起始于 20 世纪 50 年代。法国的外科医生诺吉尔博士在拜访一位民间医生时了解到，有一位患有顽固性坐骨神经痛的妇女，同侧耳廓被烧灼后症状完全消失。自此他受到启发，便自制了铁质有洞的"耳型"，用以固定耳区，以火筷烧灼对耳轮下脚处的坐骨神经特效点，结果治好了数例同样的患者。用针刺代替烧灼，也获得了同样的效果。之后诺吉尔进行了长达 6 年的系统研究，并于 1957 年在《德国针术杂志》上发表了他的论文和形如胚胎倒影式的耳穴分布图谱。从此耳针疗法传入德，并开始在世界范围内流传。我国对现代耳针疗法的认识始于 20 世纪 50 年代末、60 年代初。诺吉尔的文章和耳穴分布图谱，自叶肖麟摘译发表于 1958 年 12 月的《上海中医杂志》后，才引起了我国医务人员的重视。此后，耳针疗法又在日本、苏联、英国、西班牙、韩国等许多国家传播开来。耳穴及耳针疗法不仅被列入了许多国家的针灸教科书，法国、德国、日本、美国等一些国家还出版了耳针疗法方面的专著和解剖定位挂图。1975 年，诺吉尔博士和他的学生又出版了更为详细的耳穴分布图谱，他们将全身的肌肉、骨骼、神经、血管、内脏等分别投射于耳廓之上。随着时间的推移及个人经验的不同，耳穴还在不断地增加。目前，世界各国对耳穴的定位、命名颇不一致，即使在法国国内也不尽一致。1971 年法国的 Jarricot H 就曾发表过据说是通过探测仪测定出来的与诺吉尔博士的定位图谱有较大差异的耳穴定位图。

在我国，由于保留了部分古代的耳穴，在耳穴的定位、命名方面与诺吉尔博士等人产生了一定的差异。加之受传统医学理论的影响，在临床应用的理论指导方面也出现了较大分歧，于是就出现了国际上的两大派系：中国模式的耳针、法国模式的耳针。中国模式耳针的特点主要是从中医整体观念出发，以经络、藏象学说为指导，对耳穴的功效、作用及选穴、配穴原则偏重从脏腑经络角度去理解。如治疗眼病常配用肝穴，因肝开窍于目；治疗耳疾常配用肾穴，因肾开窍于耳；皮肤病选用肺穴，因肺主皮毛；心律不齐选配小肠穴，因心与小肠相表里。法国模式耳针的特点是以解剖学、生理学为基础的，对耳穴的功效、作用及选穴、配穴原则主要从现代医学的角度去认识。但是中国模式的耳针和法国模式的耳针在耳部的诊断上却是意见一致的，因为穴位的定位是基本一致的，而且疾病在耳穴上的反应也是一致的。

耳穴定位、命名方面的混乱及临床运用的差异，说明了耳穴的定位尚缺乏过硬的生理学或病理学依据，也说明了这一领域未建立起规范的概念体系，这就对耳针基础理论的研究提出了更为迫切的要求。与耳针的基础研究相比较，其临床应用发展较快。由于该疗法具有适应证广、起效快、简便、经济等优点，已在世界范围内被人们日趋广泛地使用。据不完全统计，到目前为止，耳针疗法已用于200多种疾病的治疗，并有数本相关专著出版。为了促进和协调耳廓医学的发展，中国针灸学会成立了耳穴诊治专业委员会，有些地方还建立了相应的研究实体。

相比临床中的治疗，耳部诊断的应用却很少，此类书籍也甚少见于市场，究其原因为研究者太少，从最初产生耳穴开始，就基本上是围绕着临床治疗，殊不知耳部诊断也有巨大的价值，不仅能对疾病进行定位、定性，甚至可以定量，因此，开展耳部诊断是一件很有意义和医学价值的事情。

三、耳廓的结构

耳廓上 3/4~4/5 的基础是弹性软骨，下 1/4~1/5 部是含有脂肪与结缔组织的耳垂。耳廓的动脉全部来自颈外动脉的分支——颞浅动脉、耳后动脉，颞浅动脉在外耳门前方分出下、中、上三支，主要供应耳廓正面；耳后动脉从下耳根沿着耳廓背面上行，发出上、中、下三支，主要供应耳廓背面。动脉血管都是由耳根部和外耳道附近向耳轮周缘分支的。因此，正常人的耳穴皮肤温度离耳根越近温度越高。

神经分布：既有来自脊神经丛的耳大神经和枕小神经，又有来自脑神经的耳颞神经、面神经、舌咽神经、迷走神经的分支，还有来自颈交感神经节，沿着颈外动脉分布的交感神经，因此，耳廓的穴位对各种刺激的反应有高度敏感性。

1. 耳垂、耳轮、耳舟及对耳轮区，主要是脊神经，即耳大神经和枕小神经分布。

2. 耳甲区为脑神经，即耳颞神经和迷走神经耳支、舌咽神经与面神经的混合支分布。

3. 三角窝内神经分布极为丰富，几乎所有支配耳廓的神经都有分支至三角窝内。

4. 交感神经：沿颈动脉丛血管分布。缠绕在粗细不等的纤维管壁上，纤维的密度随动脉的管径变小而减低。静脉管壁上只有稀疏的纤维分布，在动、静脉管吻合支上纤维分布最多，在动、静脉之间有纵横交错的连接（这为耳廓点刺放血提供了理论依据）。

小小的耳廓布满了密密麻麻的耳穴点，乍看起来耳穴是杂乱无章的，很难学习和记忆，而实际上耳穴在耳廓上的分布是有其规律的，它在耳前外侧面的排列像一个在子宫内倒置的胎儿，头部朝下，臀部及下肢朝上，胸部及躯干在中间。

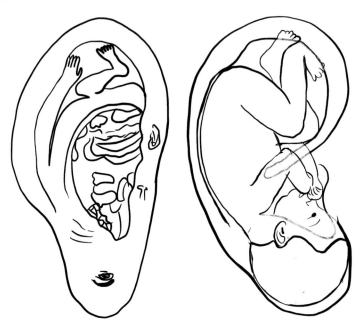

耳轮

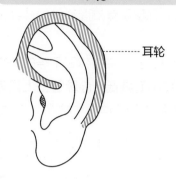

耳轮

耳垂

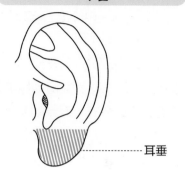

耳垂

耳轮脚

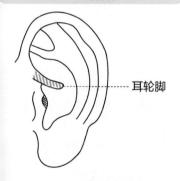

耳轮脚

对耳轮

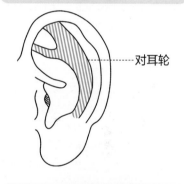

对耳轮

耳轮结节

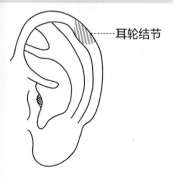

耳轮结节

对耳轮上脚

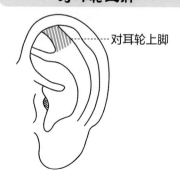

对耳轮上脚

对耳轮下脚

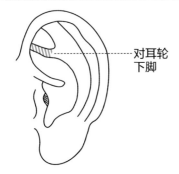

对耳轮
下脚

三角窝

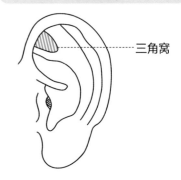

三角窝

对耳轮体部

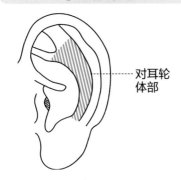

对耳轮
体部

耳甲艇

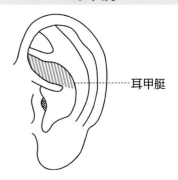

耳甲艇

耳舟

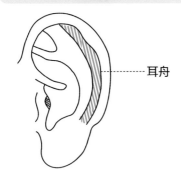

耳舟

耳甲腔

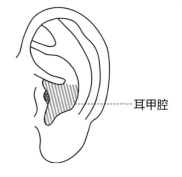

耳甲腔

耳屏

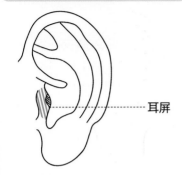

耳屏

屏间切迹

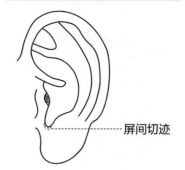

屏间切迹

对耳屏

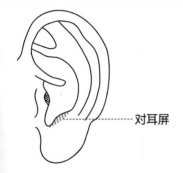

对耳屏

轮屏切迹

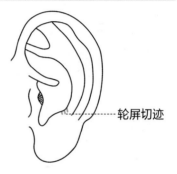

轮屏切迹

总结为 8423：

8——八个高起：耳轮、耳轮角、耳轮结节、耳垂、对耳轮、对耳轮上脚、对耳轮下脚、对耳轮体部。

4——四个凹陷：耳舟、三角窝、耳甲艇、耳甲腔。

2——二个耳屏：耳屏、对耳屏。

3——三个切迹：屏上切迹、屏间切迹、轮屏切迹。

屏上切迹

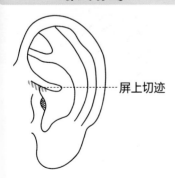

屏上切迹

体表和皮肤

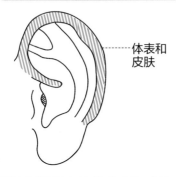

体表和
皮肤

耳轮相当于人体的体表和皮肤。

头和脑部

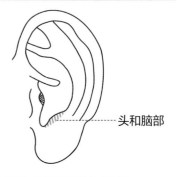

头和脑部

对耳屏相当于头和脑部。

头面部

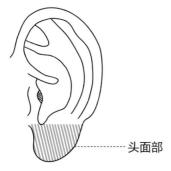

头面部

耳垂相当于头面部。

脑干

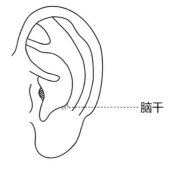

脑干

轮屏切迹相当于脑干。

肾上腺

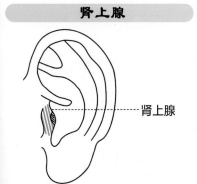

肾上腺

耳屏相当于咽喉、内鼻、肾上腺。

臀部

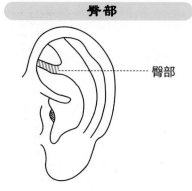

臀部

对耳轮下脚相当于臀部。

外耳

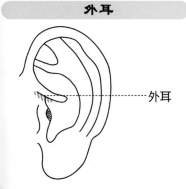

外耳

屏上切迹相当于外耳。

下肢

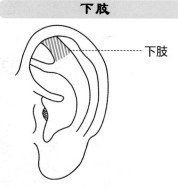

下肢

对耳轮上脚相当于下肢。

躯干

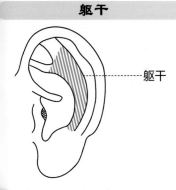

躯干

耳轮体部相当于躯干。

上肢

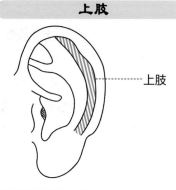

上肢

耳舟相当于上肢。

盆腔、内生殖器

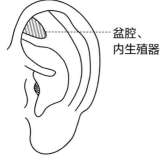

盆腔、内生殖器

三角窝相当于盆腔、内生殖器。

膈肌

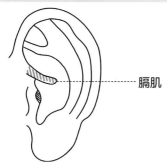

膈肌

耳轮脚相当于膈肌。

腹腔

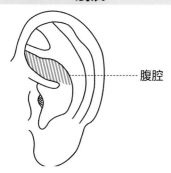

腹腔

耳甲艇相当于腹腔。

胸腔

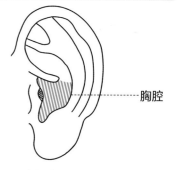

胸腔

耳甲腔相当于胸腔。

内分泌腺

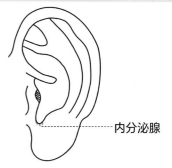

内分泌腺

屏间切迹相当于内分泌腺系统。

六、耳穴的具体穴位与诊断

（一）耳轮脚周围穴区与诊断

口

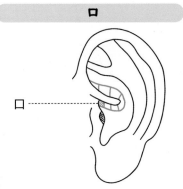

口 位于耳轮脚下缘，外耳道口外上方，可诊断口腔疾患。

贲门

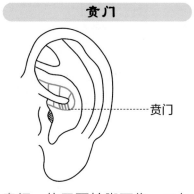

贲门 位于耳轮脚下缘，口与胃之间中、外 1/3 交界处，可诊断贲门疾病。

食管

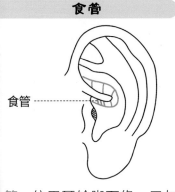

食管 位于耳轮脚下缘，口与胃之间内 1/3 处，可诊断食管及消化系统疾病。

胃

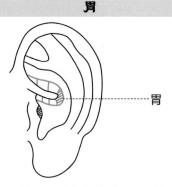

胃 位于耳轮脚消失处。若耳轮脚延伸至对耳轮时，则取外耳口上方之耳轮脚部位至对耳轮内缘所做连线的外 2/3 处，可诊断胃疾病。

十二指肠

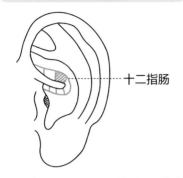

十二指肠

十二指肠　位于耳轮脚上缘外 1/3 处，与贲门穴相对，可诊断消化性溃疡。

大肠

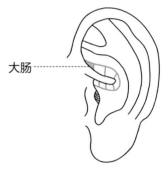

大肠

大肠　位于耳轮脚上缘内 1/3 处，与口相对，可诊断大肠疾病和肺部疾患。若大肠穴阳性、阑尾穴强阳性，则考虑阑尾炎；若大肠穴与风溪区同时出现阳性，应想到过敏性肠炎。

小肠

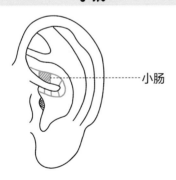

小肠

小肠　位于耳轮脚上缘中 1/3 处，与食管相对，可诊断小肠与心脏疾病。若心、小肠出现阳性反应，可能是风湿性心脏病。

阑尾

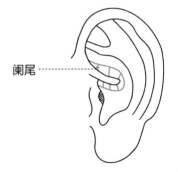

阑尾

阑尾　在大、小肠之间，为诊断阑尾炎的主要穴位。

（二）耳甲腔穴区与诊断

心

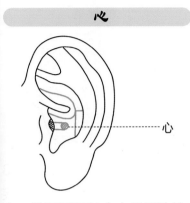

心 位于耳甲腔中心最凹陷处，约平外耳道口中央，可诊断心脏疾病。

气管

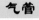
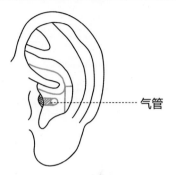

气管 在外耳道口外缘与心之间，与心平行，可诊断感冒、气管炎。

肺

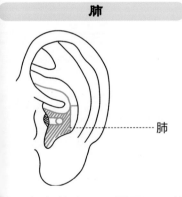

肺 在心的上、下周围，可诊断肺部疾患和皮肤病。

脾

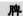
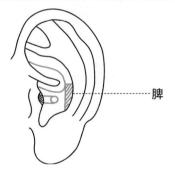

脾 位于耳甲腔的外上方，胃的外下方，可诊断消化系统疾患。

（三）耳甲艇穴区与诊断

肾

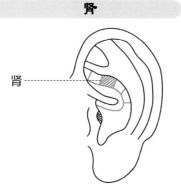

肾

肾　位于耳甲艇上缘，对耳轮下脚下方，盆腔的直下部位，可诊断肾脏疾病、性功能障碍、神经衰弱、骨骼疾患。

输尿管

输尿管

输尿管　位于肾与膀胱穴之间，可诊断尿路感染。

膀胱

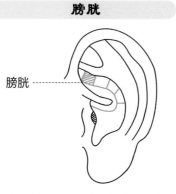

膀胱

膀胱　位于耳甲艇上缘，对耳轮下脚下方，大肠的直上方，可诊断尿路感染。

前列腺

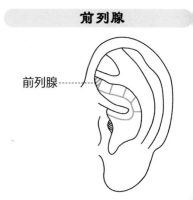

前列腺

前列腺（艇角）　在膀胱穴的前侧，可诊断前列腺疾患及性功能障碍。

胰、胆

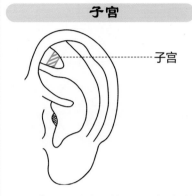

胰、胆 ------ 胰、胆

胰、胆 位于耳甲艇的边缘，肝与肾之间，可诊断胆、胰疾患，若右耳出现阳性反应时，胆疾患的可能性大，左耳出现阳性反应时，胰腺疾病的可能性大。

肝

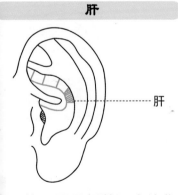

肝 ------ 肝

肝 位于耳甲艇外下方边缘，胃的外上方，可诊断肝、胆、神经系统、心脑血管系统、肌肉系统疾病。

子宫

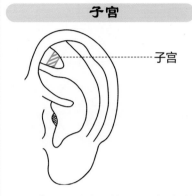

子宫 ------ 子宫

子宫（角窝中） 位于三角窝的最凹陷处，可诊断妇科疾病和性功能障碍。

盆腔

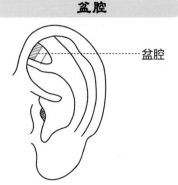

盆腔 ------ 盆腔

盆腔 位于三角窝之外角，对耳轮上、下脚分叉处的内侧，可诊断盆腔炎、输卵管卵巢炎。

卵巢 1

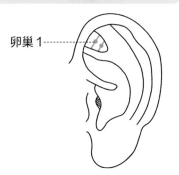

卵巢 1　在三角窝中；子宫穴上、下，呈双穴，可诊断卵巢疾病。

肾上腺

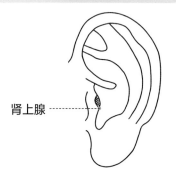

肾上腺　位于耳屏下缘（如耳屏为双峰状，则以下面隆起处为准）稍内侧，可诊断癌症。（结合肿瘤特异区、结节、皮质下）

神门

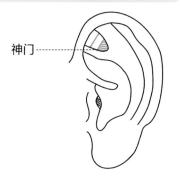

神门　位于三角窝之内角，可诊断失眠、多梦、荨麻疹。

外鼻

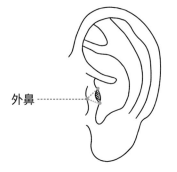

外鼻　位于耳屏软骨前缘，与肾上腺、屏尖呈三角形，可诊断鼻部疾患。

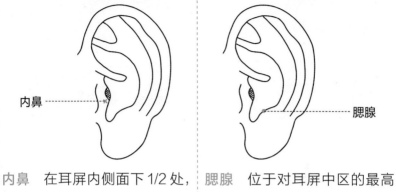

内鼻

内鼻

腮腺

腮腺

内鼻　在耳屏内侧面下 1/2 处，与肾上腺相对，可诊断鼻部疾患。

腮腺　位于对耳屏中区的最高点，可诊断腮腺疾病。

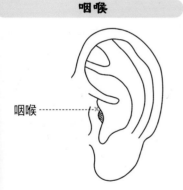

咽喉

咽喉

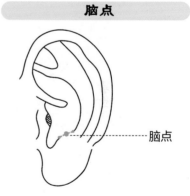

脑点

脑点

咽喉　位于耳屏内侧面上 1/2 处，屏尖内侧，可诊断咽喉疾病。

脑点　在脑干与腮腺之间，可诊断脑及内分泌疾病。

皮质下

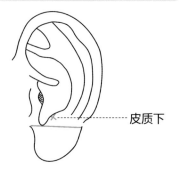

皮质下

皮质下 位于对耳屏内侧面，同额点相对，可诊断神经系统疾病及肿瘤。

颞

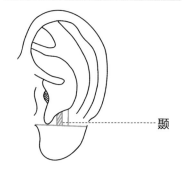

颞

颞 在对耳屏外下方，与脑点相对，可诊断偏头痛。

额

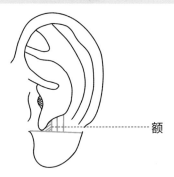

额

额 在对耳屏前下方对耳屏软骨边缘，与皮质下相对，可诊断前额头痛。

枕

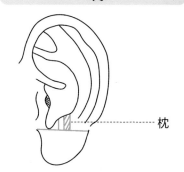

枕

枕 在对耳屏后下方，与脑干相对，可诊断后头痛。

（七）轮屏切迹穴区与诊断

脑干和中脑

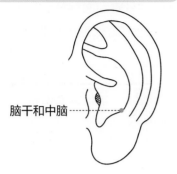

脑干和中脑　位于轮屏切迹正中凹陷处，可诊断脑部疾患。

（八）屏上切迹穴区与诊断

外耳

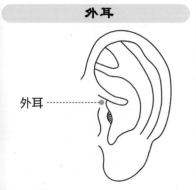

外耳　位于屏上切迹前方凹陷中，可诊断外耳疾患。

（九）屏间切迹穴区与诊断

内分泌

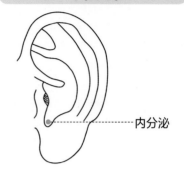

内分泌　位于屏间切迹底部稍内约0.2cm处，可诊断生殖系统疾病，以及内分泌紊乱所引起的疾病。

卵巢2

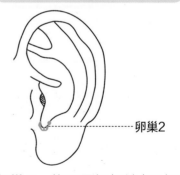

卵巢2　位于屏间切迹与对耳屏交界处，内分泌外上方，皮质下前下方，可诊断妇科疾病、性功能障碍；如本穴与内分泌穴区同时出现阳性反应，妇女可

能是月经不调或不孕症；若与盆腔穴区同时出现阳性反应，则可能是卵巢炎、输卵管炎；男性若与精宫、肾穴区同时出现阳性反应，可能是阳痿或性功能减退。

目 1

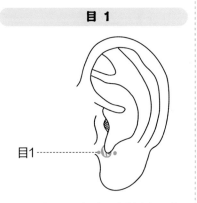

目1

目1　位于屏间切迹外前下方，可诊断眼疾。

目 2

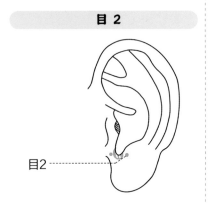

目2

目2　位于屏间切迹外后下方，可诊断眼疾。

（十）耳垂穴区与诊断

为了叙述和临床取穴方便，一般将耳垂前面划分为九个区：在屏间切迹软骨边缘处画一水平线，由此至耳垂下端分三等份，画两条平行线，再将前后分三等份，垂直画两条垂直线，这样就将耳垂分为九个区。由前向后，由上向下分别为1、2……9区。

牙

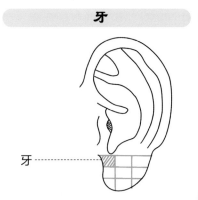

牙

牙　在耳垂1区中央，可诊断牙齿疾病。

舌

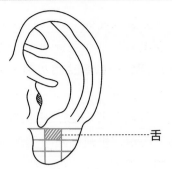

舌　在耳垂2区中央，在上腭穴与下腭穴中点稍上方处，可诊断舌疾。

垂前

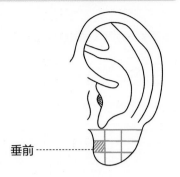

垂前　在耳垂4区中央，可诊断神经衰弱、牙痛。

颌

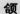

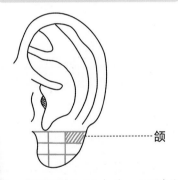

颌　在耳垂3区中央，可诊断下颌疾病。

眼

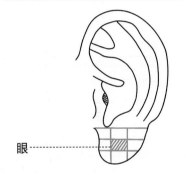

眼　在耳垂之中央，即5区中央，可诊断眼疾。

内耳

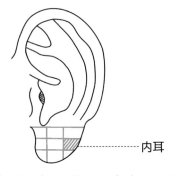

内耳

内耳 在耳垂6区中央,可诊断梅尼埃病及内耳疾病。

面颊

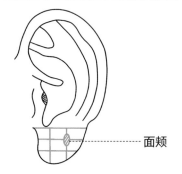

面颊

面颊 在耳垂前面2、3、5、6区交界线周围,可诊断面部疾病。

扁桃体

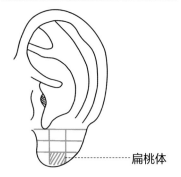

扁桃体

扁桃体 在耳垂8区中,可诊断咽喉疾病。

肿瘤特异区1

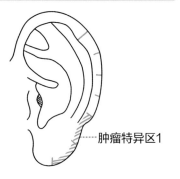

肿瘤特异区1

肿瘤特异区1 耳垂边缘轮4至轮6间的弧线。患癌症时,常在肾上腺、皮质下、内分泌穴相应部位及肿瘤特异区同时出现阳性反应。

（十一）耳轮穴区与诊断

轮1至轮6

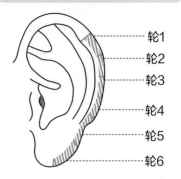

轮1
轮2
轮3
轮4
轮5
轮6

轮1至轮6 从耳轮结节开始至耳垂最下端平均分为六段，从上至下分别定为轮1、轮2、轮3、轮4、轮5、轮6。分别诊断从足至头的皮肤疾病，包括皮肤过敏和各种皮肤病。

肿瘤特异区2

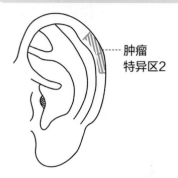

肿瘤
特异区2

肿瘤特异区2 位于耳轮边缘的中上段，本区是诊断癌的主要参考穴，若与肾上腺、皮质下、内分泌穴区同时出现强阳性反应时，再查有关脏器穴位，有利于病变的定位诊断。

肝阳

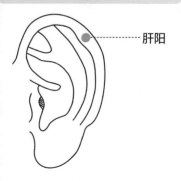

肝阳

肝阳 耳轮结节即肝阳穴区，是诊断情绪波动的主要穴区。

外生殖器

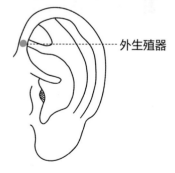

外生殖器

外生殖器 位于对耳轮下脚交感穴同水平的耳轮上，是诊断外生殖器疾病的主要参考穴。

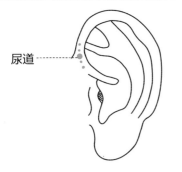

尿道

尿道　在外生殖器穴下方，与膀胱同水平的耳轮部，可诊断尿道疾患。

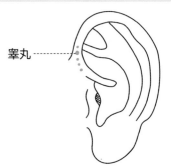

睾丸

睾丸　在外生殖器与尿道之间稍偏外侧，可诊断睾丸疾病。

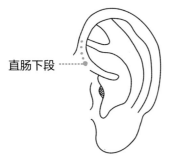

直肠下段

直肠下段　位于屏上切迹上方，与大、小肠穴同一水平的耳轮处。本穴若与大肠、小肠穴同时出现阳性反应，可能患痢疾、肠炎。

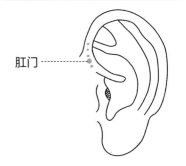

肛门

肛门　在直肠下段与尿道之间，可诊断肛门部疾患。

（十二）耳舟穴区与诊断

将耳舟平均分为六等份如下。

指

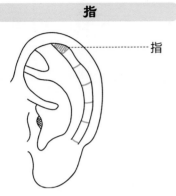

指　在耳轮内侧缘之耳舟顶部，约平耳轮结节上缘，耳舟最上第一等份，可诊断指部疾患。

腕

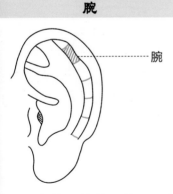

腕　耳舟第二等份，约平耳轮结节中部，可诊断腕部疾患、过敏性疾患。

肘

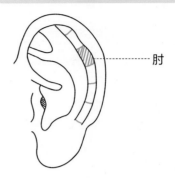

肘　耳舟第三等份，约平对耳轮下脚下缘。本穴在诊断时若与内分泌、甲状腺等穴同时出现阳性反应，多为甲状腺功能亢进。

肩关节

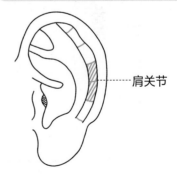

肩关节　耳舟第四、五等份，可诊断肩关节疾患。

锁骨

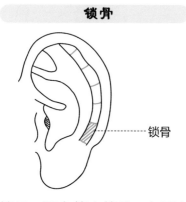

锁骨

锁骨　耳舟第六等份，在耳舟下端与轮屏切迹同水平位置，可诊断肩背疼痛。

趾

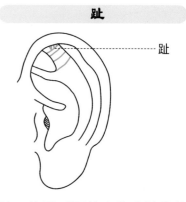

趾

趾　位于对耳轮上脚末端偏外侧，与指相对，可诊断足趾疾患。

风溪

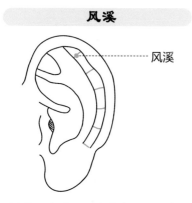

风溪

风溪　在指和腕之间，可诊断过敏性疾病。

跟

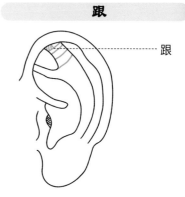

跟

跟　位于对耳轮上脚末端偏内侧，可诊断足跟部疾患。

踝关节

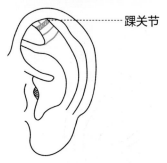

踝关节······

踝关节 在趾、跟两穴的下方，同此两穴呈三角形，可诊断踝关节疾患。

关节

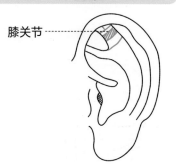

膝关节······

膝关节 在髋关节与趾两穴连线中段，可诊断膝关节疾患。

（十四）对耳轮下脚穴区与诊断

髋关节

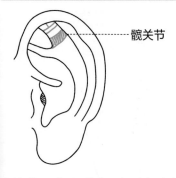

············髋关节

髋关节 在骶椎与趾两穴连线中段，可诊断髋关节疾患。

交感

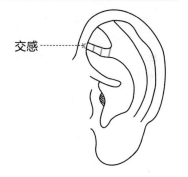

交感······

交感 在对耳轮下脚的末端，为诊断内脏病痛之参考穴。

臀

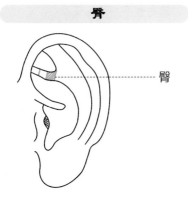

臀

臀　在对耳轮下脚的起始部，可诊断臀、骶部疾患。

坐骨神经

坐骨神经

坐骨神经　在臀与交感两穴的中间，可诊断坐骨神经痛。

颈椎

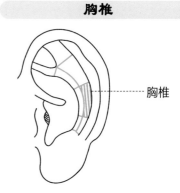

颈椎

颈椎　位于对耳轮体部下端的隆起处，可诊断颈椎病变。

胸椎

胸椎

胸椎　位于对耳轮体部正面隆起部，相当于胃穴的外下方至外上方这一段。由下而上依次相当于胸1至胸12，可诊断胸椎病变。

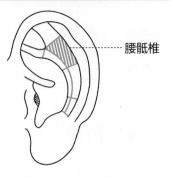

腰骶椎

腰骶椎

腰骶椎 相当于胃至肾上方之间的对耳轮上面隆起部，可诊断腰骶椎病变及腰痛。

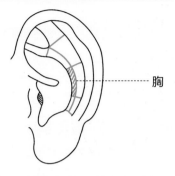

胸

胸

胸 胸椎之前，偏耳甲侧，可诊断胸部疾患。

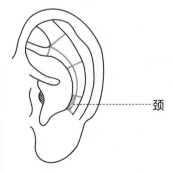

颈

颈

颈 在颈椎之前，偏耳甲侧，可诊断颈部疾患。

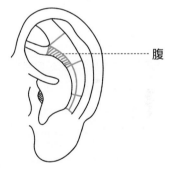

腹

腹

腹 在腰骶椎之前，偏耳甲侧，约与对耳轮下脚下缘相平，可诊断腹腔疾患。

七、耳部的望诊诊断方法

耳廓望诊法：是通过肉眼观察耳廓皮肤上出现的色泽、形态改变、血管变化、丘疹、脱屑等"阳性反应物"及耳廓的大小、厚薄等，并依据其所在耳穴对疾病作出诊断。望诊前切忌揉擦、洗浴耳廓，光线应充足，且以自然光线为佳，并力求排除耳廓上疣、小脓疱、冻疮、瘢痕等假象，同时还应注意耳廓上阳性反应物与气候、出汗程度的关系等。

耳部的望诊诊断方法主要有两个方面：异常色泽变化和阳性反应点。

（一）异常色泽变化

异常色泽变化指耳全息病变区颜色与耳廓周围皮肤颜色不同。正常耳廓色泽微黄而红润。

1. 全耳色白，常见于暴受风寒，或寒邪直中，亦见于贫血。

2. 全耳色青而黑，常见于剧痛患者。

3. 耳垂色青，为房事过多的表现。

4. 耳轮焦黑、干枯，为肾精亏极的征象。

5. 耳朵红肿，为少阳相火上攻，或为肝胆湿热火毒上蒸，也可能是中耳炎或疖肿、冻疮所致。

6. 耳背上见到红色脉络，并伴耳根发凉，多为麻疹先兆。

7. 耳垂经常潮红者，多为血热体质。受寒后，耳垂就会肿胀变为紫红色，甚至发展为溃疡，还容易产生痂皮，这是体内糖过剩的表现，易患糖尿病。

8. 耳垂肉厚而宽，色红，身体肥胖者，容易患脑出血。

9. 耳垂肉薄，连血管网都清晰可见者，见于呼吸系统疾病和毒性弥漫性甲状腺肿患者。

10. 耳垂肉薄呈咖啡色，常见于肾病和糖尿病。

11. 耳廓薄而透明，血管脉络清楚浮现，提示呼吸器官有问题。

12. 红色：有鲜红色或暗红色之分，形状可有点状、片状多种表现。鲜红色多见于急性疾病、痛证；暗红色多见于慢性疾病。

13. 白色：有白色，苍白色，中间白、边缘红之分。白色多为慢性疾病；苍白色多为贫血；中间白、边缘红，多见于慢性疾病急性发作。

14. 褐色：可分为浅褐色、深褐色。浅褐色多见于慢性疾病的愈合期，深褐色多见于肿瘤。

（二）阳性反应点

耳廓阳性反应点主要有变色、变形、血管充血、水疱、结节、丘疹、脱屑、油脂等颜色和形态的改变。

1. **变形** 指耳组织的形态学改变，主要有三种：异常隆起、凹陷和水肿。

（1）**异常隆起**：可分为点状、条索状、结节状、片状隆起，多见于慢性疾病，如肝硬化、肝大、胆石症、结核病、肿瘤、心脏病、胃下垂等。

- 点状隆起多见口腔炎、气管炎。
- 条索状隆起多见于痔、便秘、偏头痛、全身有手术后瘢痕。
- 结节状隆起多见于颈椎、腰椎骨质增生。
- 片状隆起多见于肠功能紊乱、腰肌劳损，亦可见于头痛。
- 若有软骨结节样隆起要注意肿瘤。

（2）**凹陷**：可分为点状、线状、片状凹陷。

- 点状凹陷多见于缺齿、口腔溃疡、散光。
- 线状凹陷多见于脑供血不足、冠心病、全身有手术后瘢痕。
- 片状凹陷多见于头晕、胃溃疡。

（3）水肿：根据水肿部位来诊断相应组织器官疾病，如扁桃体穴水肿提示扁桃体炎。

2. 青筋与脱屑

（1）脱屑：病变部位呈白色糠秕样碎屑，多见于皮肤病、营养不良、脾胃虚弱、妇科疾病、贫血。

（2）血管扩张（青筋）：耳病变部位的血管过于充盈或扩张，呈网状或条状，可呈顺血管走向充盈、局部充盈或呈圆圈状、条段状等形态。

色呈鲜红或暗红

• 色鲜红多见于急性炎症、痛证、冠心病、心肌梗死、高血压病。

• 色暗红多见于慢性疾病，如支气管扩张、哮喘等。

（3）丘疹：耳区出现高于皮肤的疹子，颜色有红、白之分。

• 白色丘疹、无脂溢、无光泽者，多见于皮肤病、慢性疾病、器质性疾病。

• 红色丘疹多见于各种炎症急性期。

八、常见疾病耳穴望诊阳性反应举例

（一）呼吸系统疾病

1. 急性支气管炎常于气管或支气管穴区看到点状或丘疹样红晕，或呈点状白色、边缘红晕，有光泽。

2. 慢性支气管炎常于气管穴区呈点状、片状白色，边缘红晕无或有光泽。

3. 支气管哮喘常于肺、气管穴区出现红色或白色点状丘疹无光泽。

4. 急性肺炎两肺区常呈点状、片状或丘疹样红晕，有的呈点状白色、边缘红晕，有光泽。

· 肺结核常于肺区见到大小不等的点状灰白色钙化点或呈条索状，皮肤光亮。

· 若呈点状或丘疹充血、有光泽或轻擦出血者，多为活动期肺结核。

· 若呈点、片状暗红凹陷，基底有光泽，则可能有肺空洞。

（二）循环系统疾病

1. 先天性心脏病（如室间隔缺损、动脉导管未闭等）在心区常可见点状凹陷，或点状白色、边缘红晕等。

2. 风湿性心脏病在心区常呈点、片状白晕，边缘不清。

3. 有约 1/4 的心肌梗死患者心区可见充血性片状红晕，或微血管扩张。

4. 冠心病患者常在耳垂部出现斜行皱纹，被称为"耳垂皱褶"或"耳折症"，同时还可能在心区观察到形态变化，如呈半圆形或条状鲜红色、暗红色等。

5. 心肌炎在心区可有散在点状红晕或丘疹红晕。

6. 高血压病常可在肾上腺、脑点、脑干、皮质下等穴位观察到点状或片状红晕等。

（三）消化系统疾病

1. 食管炎在食管区常呈点、片状红晕，边缘不清，有光泽。

2. 急性胃炎于胃区呈点状或片状红晕，有光泽。

3. 慢性胃炎则呈片状白色，部分有皮肤增厚。

4. 胃及十二指肠溃疡在胃或十二指肠穴区可见点、片状白色线状暗红、边缘红晕，少数有丘疹。

5. 胃下垂患者则在胃区外侧近对耳轮处呈片状白色增厚，边缘不清。

6. 慢性肠炎在大肠、小肠区有片状或丘疹充血，并有脂溢。

7. 急性阑尾炎时在阑尾区可看到点状充血，少数有水疱样红晕。

8. 胰腺炎于胰、胆区呈现皮肤红肿及大小不等的出血点。

9. 慢性胆囊炎在胰、胆区可见点状白色、边缘红晕。

10. 胆石症在胆区有小结节，如小砂子颗粒状，或呈点状白色斑点，边缘清楚，急性发作时边缘红晕。

（四）泌尿系统疾病

1. 急性肾炎常见肾穴区呈点、片状红晕，有光泽。

2. 慢性肾炎于肾区多呈片状白色或圆形皱褶，少数为丘疹样白色。

3. 肾盂肾炎于肾区多呈白色丘疹或红晕，少数呈片状白色。

4. 肾结石于肾区呈点、片状白色，边缘红晕，或呈砂样白点。

5. 急性膀胱炎则于膀胱穴区呈点、片状白色，白色丘疹或皱褶，不光滑。

（五）其他疾病

1. 盆腔炎、输卵管卵巢炎于子宫穴区可见点、片状或丘疹样红晕，有油脂。

2. 痛经常在子宫穴区有点、片状白色或红晕，有的呈点状丘疹，边缘有红晕、有光泽。

3. 荨麻疹于肺区常见糠秕样脱屑，不易擦掉。

4. 增生性脊柱炎常于耳穴相应部位呈结节状或条索状隆起，少数则呈点、片状白色。

5. 胃癌患者胃穴区常呈结节状隆起，尖硬、粗糙，边缘不清，压痛显著。

1. 耳大耸长有肉者，肾气旺盛，或耳孔口生有长细毫毛者，是健康长寿之象征。

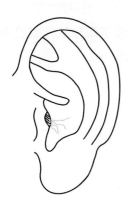

3. 耳垂根面有小凹坑状，提示低血压；若小孩儿耳垂出现小凹坑状，提示盗汗和低血压。

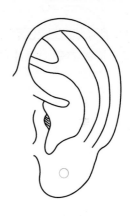

2. 青年男性耳三角窝区有一青筋浮露走向耳舟，为遗精频繁引起乏力、腰痛。

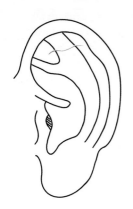

4. 若耳垂生出小黑斑点者，临床发现此类人多患有慢性咽炎。

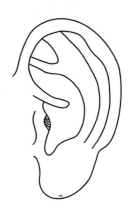

5. 50岁以上的人，耳垂有一条皱纹沟向耳垂外下方走向或耳垂外上方走向，均提示冠心病，俗称"耳垂冠状沟"。

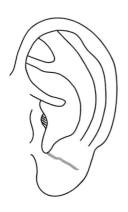

6. 耳垂有一条皱纹沟向斜上方走向，或皱纹沟在耳垂上方，提示耳鸣。

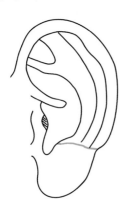

7. 耳背降压沟部位有毛细血管显露呈网团状，提示此人患有高血压，多为家族遗传性高血压。

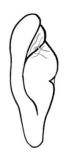

8. 肥胖人耳短肥厚，与头比例相差甚远，即头大耳小，建议积极预防高血压以避免脑血管病的发生，千万不要大意。

9. 外耳轮不平，呈波浪状耳发红或耳轮面有条状凹沟，提示此人善辩，易患胃病，体质差

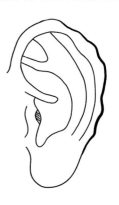

10. 油性耳垢之人，临床发现多见于先天性腋臭患者，女性患乳腺癌概率大。

11. 耳轮上方处有明显的小肉结，俗称"痛风石"，临床发现此类人多患骨质增生或关节炎。

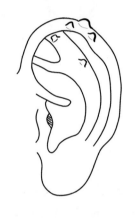

12. 耳肝区穴位有黑色斑块，提示肝恶变。

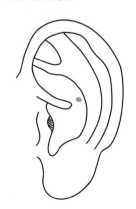

13. 耳三角窝区呈黑褐色，女性提示妇科疾病恶变，男性提示膀胱或前列腺疾病恶变。

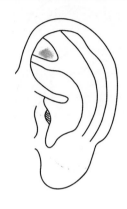

14. 男性耳小发干，耳呈咖啡色，且手掌无生殖线，提示生育功能极差。

15. 青年女性一耳三角窝区有糜烂样密集小丘疹，另一耳三角窝区有一条明显的裂缝纹，多为人工流产损伤宫颈内膜之迹象。

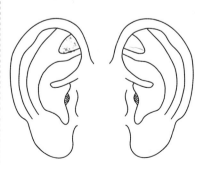

16. 耳三角窝区神门穴处生
有鼓包，提示神经衰弱、失眠。

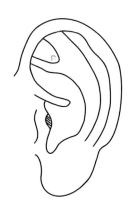

17. 耳垂靠内侧明显呈皱褶
状，提示记忆力下降、脑萎缩。

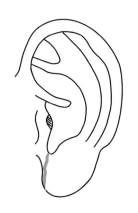

18. 青年人双耳垂肥大，
或同时伴有明显自然沟，均提
示家族遗传性高血压病史。

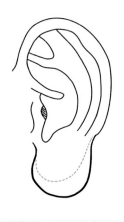

19. 人到中年以后双耳垂
肥大，呈深红色，人也胖，提
示已经患有高血压病。

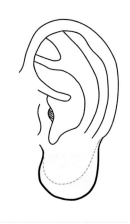

20. 青年女性双耳三角窝
区皮肤发青，为宫寒，月经来
时有血块，兼小腹凉。

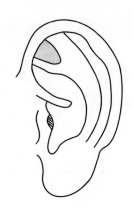

22. 青年女性耳三角窝区呈瘢痕样皮损，提示子宫切除之迹象。

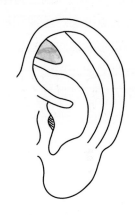

21. 青年人双耳垂稍靠上处有凹陷，提示此人近半年来精神压力过大，生活中过于追求完美。

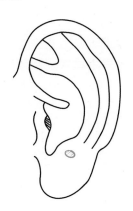

中医学者们为创立有中医特色的耳诊疗法而努力摸索，利用患者耳穴点形态、色泽和痛觉改变的某些规律以协助诊断的报道不少。如伟湘林对耳垂皱褶与冠心病相关性进行观察，此类研究结果具有潜在应用价值和重要学术意义，但由于对耳穴反映病变的规律远未深刻把握，故耳诊距临床实用还有距离，仍应总结规律，反复验证。现就临床研究进展做一概述。

（一）诊肿瘤

癌症患者耳部的阳性特征主要表现为耳部有关部位的增厚隆起，以及相应部位皮肤颜色的异常。对 108 例肝癌患者耳部望诊结果：肝区有结节隆起者 64 人，对照组 104 人中只有 4 人；肝区呈菜花状或点片状暗灰色者 44 人，对照组则无。此外，108 例肝癌患者在特异区 1、特异区 2 也都有不同程度的阳性反应，与现代医学诊断结果对照，符合率为 88.33%。采用耳穴望诊与穿刺细胞对照检查癌症 200 例，符合率为 88%。

（二）诊心脏疾病

临床上仔细观察某些冠心病患者的耳垂时，常可发现一条斜行的皱痕，它是从屏间切迹外伸到耳垂边缘的一条斜褶，称为"耳褶征"或"耳垂皱褶"。伟湘林对耳垂皱褶与冠心病相关性进行观察。

（三）诊肝胆疾病

耳部望诊已确诊肝胆疾病 64 例，有 57 例耳部肝、胆区均呈阳性反应（呈斑块或条束状软骨隆起、丘疹或粟粒样软骨结节不超过皮肤的苍白结节）。检查 54 例肝癌患者，肝穴有结节者 32 人，而对照组 52 人中只有 2 例有结节。

（四）诊肺部疾病

肺部疾病在耳廓上也有其特征性改变。急性肺炎在耳廓的两肺间、肺结核活动期在耳廓肺区均呈点状或丘疹样红晕；肺结核钙化期则在肺区呈一至数个针尖样凹陷。

（五）诊脊柱疾病

对 125 例脊椎退行性变患者进行耳诊与 X 线检查对比观察，采用耳诊观察对耳轮体部、耳甲艇内肾穴的阳性反应，结果耳诊检查与 X 线检查符合率较高，提示耳诊可作为脊椎退行性疾病的辅助诊断方法之一。

另外，还有人将耳诊应用于消化系统疾病、泌尿系统疾病、精神疾病、间日疟、血吸虫病、脑动脉硬化、疼痛等，均有相关研究报道。

第五章
面诊

一、面诊的由来

面诊，即医生对面部整体以及面部五官色泽和形态进行观察，从而判断人体全身与局部的病变情况。具体来说，面诊是通过观察患者颜面的异常"疵点"（包括骨骼和肌肉的形态、张力、弹性的变化，皱纹、瘢痕、皮肤色泽变化及皮温变化、局部充血、皮下小动脉、雀斑、粉刺、白斑、痣等）来诊断疾病。

所谓"相由心生"，内在五脏六腑的病理变化或是心理变化，终会在脸上的相关区域表现出来，所以面诊属于中医望诊，面部的望诊最能洞察病机、掌握病情。早在2 000年前，我国中医经典著作《黄帝内经灵枢·邪气脏腑病形》指出："十二经脉三百六十五络，其血气皆上于面而走空（孔）窍……。"说明人体脏腑功能和气血状况在面部有相应表现，人们可以通过对面部各种状况的观察，来了解人体的健康状态和病情变化，因此面诊是有根据的。简而言之，就是"看五官，观气色，辨脏腑疾病"。这一方法在被用于疾病诊断时非常灵验，被称为"神明之术"。

面部为诸多经脉的汇聚之所，可以反映人体各部位的生理信息，而且面部皮肤薄弱，处于人体的最高处，色泽变化易于外露在望诊中较容易把握。

中医学经过长期大量的医疗实践，逐渐认识到人体是一个统一的有机整体，以五脏为中心，经络为通道，气血为媒介，内联脏腑，外络肌肤，感观四肢百骸。人体的各个部分相互联系，相互影响，相互作用，体内脏腑的变化，会在身体外部表现出来；身体外部的变化，也可以影响内部脏腑。局部的病变，可影响到全身；反之，全身病变也可在局部（如头发、面部、眼睛、鼻部、唇部、耳部等）反映出来。因此，通过面部望诊人体各部位的形态、气色等变化，大致可以判断出内在各脏腑的功能状态。这是面诊的理论依据，其相对完善的理论系统早在《黄帝内经》中就已经形成，如《黄帝内经灵枢·本脏》记载："视其外应，以知其内脏，则知所病矣"。

身体的变化过程虽然多循序渐进，并且缓慢不易察觉，但是都有蛛丝马迹可循。所以，我们平时要留心观察五官，以发现其细微的变化，进而探知变化发生的原因，一方面可以预防疾病，另一方面可以避免疾病发生恶化。

二、面诊的发展

颜面居于全身的首要地位，面部为脏腑气血的外荣，又为经脉所聚，《黄帝内经灵枢·邪气脏腑病形》曰："首面与身形也，属骨连筋，同血合气耳……十二经脉，三百六十五络，其血气皆上于面而走空窍……其气之津液，皆上熏于面……"十二经脉中之手少阴心经、足阳明胃经、足太阳膀胱经、手阳明大肠经、手太阳小肠经、手少阳三焦经、足少阳胆经，奇经八脉中的冲、任、督脉，阴、阳跷脉，阴、阳维脉等，皆止于面部或循行于面部，与面部有直接关系，其余经脉也都通过各种途径上荣于面，如六阴经经别与阳经经别"相合"而入于阳经。而经络之中，颜面又与心、胃二经的关系最为密切。因心经之正脉直接上面至目，心主血脉，所以，《黄帝内经素问·五脏生成》曰："心之合脉也，其荣色也……"，表明心经与面部色泽的关系至大。再从足阳明胃经来看，胃经循面最广，在面部腧穴分布最多，所以，面部色泽与足阳明胃经的关系最大，故《黄帝内经素问·上古天真论》曰："阳明脉衰，面始焦……"强调了胃经与面部的关系。

面部络脉丰富，气血充盛，加之面部皮肤薄嫩，故色泽变化易显露于外。《望诊遵经·五色相应提纲》记载："尝考《内经》望法，以为五色形于外，五脏应于内，犹根本之与枝叶也。色脉形肉，不得相失也，故有病必有色，内外相袭，如影随形，如鼓应桴。"故脏腑气血的盛衰，邪气对气血之扰乱，都会在面部有所反映。从面部的望诊，不仅能诊察出面部本身病变，而且可以了解正气的盛衰及邪气的深浅，推测病情的进退顺逆，确定其预后。因此，面诊在诊断学上具有十分重要的意义。

古今医家对面诊法十分重视，不少医家对面部望诊有较深的造诣，如扁鹊望齐侯之色，张仲景为王仲宣望面色、验眉毛等几千年来一直传为佳话。在中医经典著作中，对面诊法尤其是面部色诊的论述也很多，如《黄帝内经》中有"五生色""五病色"的理论；《金匮要略》提出酒疸的面色是"目青面黑"，黄疸的面色是"面目悉黄"，阴毒的面色是"面目青"，狐惑病的面色是"乍赤、乍黑、乍白"。

另外，在《针灸甲乙经》《灵枢经合纂》《内经知要》《诊家正眼》《四诊抉微》和《形色外诊简摩》等历代文献中也有记述。

现代医家如湖南谭礼初等，对面部色诊有较深入的研究，在临床上诊治疾病时常不问不闻，只要一望面色即可知病之所在。在西医诊断学中，面部色诊也占有一定的地位，如二尖瓣疾病肺心病、肺结核、肝硬化、贫血等，都具有特征性的面色和面容。故颜面诊法在诊断学中占有重要的地位，如姚国美所著《诊断治疗学》云："色为气血所荣，面为气血所凑，气血变幻，色即应之，色之最著莫显于面，故望诊首重察色，而察色必重乎面部也。"

因此，目前对于面诊疗法的定位主要根据《黄帝内经灵枢·五色》及《类经》的注解。近代人参考了古代文献，通过临床不断实践，于 20 世纪 50 年代末至 60 年代初，确定了面部诊断全身疾病的二十五个分区，并取得了满意的结果，面诊从此定型。

三、面部的分区

（一）《黄帝内经》中五脏的分区

颜面与脏腑相应，是颜面诊法的重要基础。中医学认为，人体是一个内、外统一的整体，体内五脏六腑之气血盛衰皆能上映于面，面部的颜色、形态反映脏腑及全身的情况。《黄帝内经灵枢·五色》早已有记载，其面部色诊分布图确定了面部望诊的定立问题，如曰："明堂骨高以起，平以直，五脏次于中央，六腑挟其两侧，首面上于阙庭，王宫在于下极，五脏安于胸中……"符合《黄帝内经》内外相应、上下相候、左右相配、中以候中的规律，表明五脏六腑在面部各有其相应的色诊部位，诊色可以独取面部。五脏有病，即可在其相对应的面部分区反映出来，如《黄帝内经素问·刺热》曰："肝热病者，左颊先赤；心热病者，颜先赤；脾热病者，鼻先赤；肺热病者，右颊先赤；肾热病者，颐先赤。"将五脏与面部相关部位划分为：左颊属肝，右颊属肺，额属心，下颌属肾，鼻属脾，认为颜面各部色泽的变化，可反映相应脏腑的病变。

（二）面诊中各脏腑器官具体分区

1. 五脏的分区

心脏区	肝区

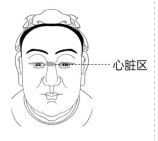

心脏区

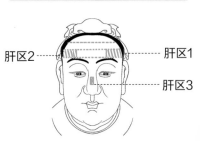

肝区2 ---- 肝区1

肝区3

心脏区　两眼之间的鼻根处，代表心脑血管。

肝区　两眉中点外至太阳穴以上、额下 1/3 的部位及鼻梁中段（即鼻梁最高处）。

肺区	脾区

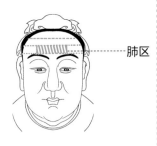

肺区

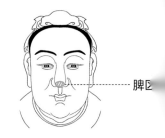

脾区

肺区　包括呼吸系统、咽喉、气管、扁桃体等，两眉中点之间，额下 1/3（将额分为上、中、下 3 部分）的部位，代表呼吸系统。

脾区　反射区域在鼻头。

肾区

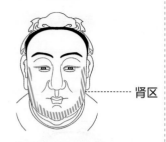

肾区

肾区　颧骨至耳之间以及下颌，包括耳前、面颊和下颌区域，代表肾功能。

2. 六腑的分区

小肠区

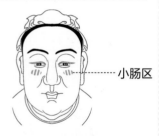

小肠区

小肠区　反射区域在颧骨下方偏内侧部位。

大肠区

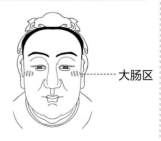

大肠区

大肠区　反射区域在颧骨下方偏外侧部位。

胃区

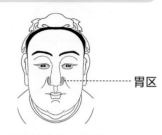

胃区

胃区　反射区域在鼻翼。

胆区

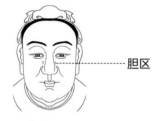

胆区

胆区　两眼下方，颧骨上方，在鼻梁高处肝区的外侧部位。

膀胱区

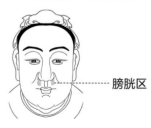

膀胱区

膀胱区　反射区域在鼻下人中两侧的鼻根部位。

3. 其他器官及肢体关节的分区

压力区

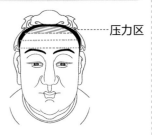

压力区　在额上 1/3 至发际处（即发际一圈）。

首面区

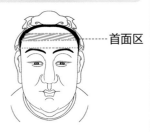

首面区　当眉心至前发际正中连线的中、下 1/3 交界区，即压力区与肺区之间。

脑区

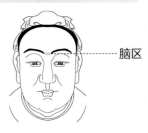

脑区　反射区域在两眉头之间。

胸（乳）区

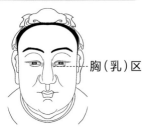

胸（乳）区　两眼角与鼻梁之间：男代表胸腔，女代表乳腺。

生殖系统区

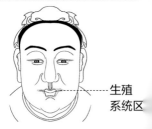

生殖系统区　反射区域在人中及嘴唇四周部位。

股里区

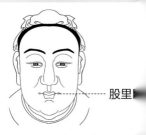

股里区　在口角旁，当上、下唇吻合处。

背区

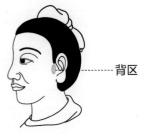

背区 ──── 背区

背区 在耳屏前方，当耳屏内侧与下颌关节之间。

手区

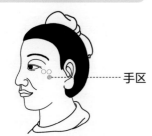

手区 ──── 手区

手区 在颧部，当臂区之下方，颧弓下缘处。

肩区

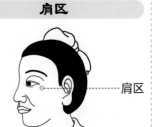

肩区 ──── 肩区

肩区 在颧部，当目外眦直下方，颧骨上缘处。

股区

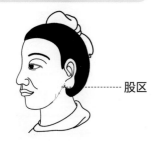

股区 ──── 股区

股区 当耳垂与下颌角连线的上、中 1/3 交界处。

臂区

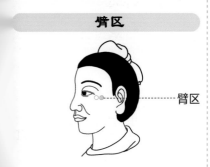

臂区 ──── 臂区

臂区 在颧部，当肩区之后方，颧弓上缘处。

膝区

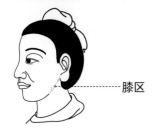

膝区 ──── 膝区

膝区 当耳垂与下颌角连线的中、下 1/3 交界处。

膝髌区

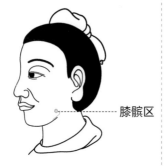

膝髌区 ----------

膝髌区 位于下颌角上方的凹陷处，相当于颊车穴位置。

胫区

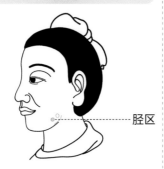

胫区 ----------

胫区 下颌角之前方，下颌骨上缘处。

足区

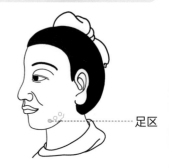

足区 ----------

足区 在胫区前方，目外眦直下，下颌骨上缘处。

四、面诊的望诊诊断方法

临证之时，应注意望患者面部的色泽（如青、赤、黄、白、黑等）、形态（如浮肿、雀斑、粉刺、口眼㖞斜等）。

中国人属黄种人，其正常面色为红黄隐隐，明润含蓄，即为有胃气、有神气的常色。但由于体质的差异，所处地理环境的不一，以及季节、气候、工作之不同，面色可以有略黑或稍白等差异，只要是明润光泽，均属于正常面色的范围。此外，若因饮酒、跑步、七情等一时的影响，或因职业、工作关系少见阳光，或久经日晒，以及风土、种族等不同而有所变化，均不能视为病色。

因此，《望诊遵经》提出，察面色时应注意：诊法常以平旦、望色常宜定静、望色先知平人、掌握正常变异、掌握光线变化、部位色泽合参、远近动态观察等，方能减少失误，逐步熟练掌握望诊。

（一）五色的望诊

1. **常色** "红黄隐隐、明润含蓄"是常色的八字真言。所谓的"红黄"，并非常见的红、黄色，而是比较润泽、含蓄，看上去充满活力的、和谐的自然混合色。

2. **主色** 族群肤色和个人遗传变异。

（1）黄色人种因区域不同而颜色不同。南方人靠海边，偏黄，比方人偏黑。形容美女的肤色"白里透红"，实际上就是"红黄隐隐"，黄色发淡而已。

（2）民族不同。少数民族人民的肤色一般呈黑而发红，如果颜色发白则表示有病，应该从其皮肤、骨骼来看。

（3）工作环境。长期从事某一职业，处于某一工作环境，也会影响面部的基色。

3. **客色** 有规律地来来往往的颜色，是对人体的一种保护。

（1）四季之色：春偏青，夏偏红（长夏偏黄），秋偏白，冬偏黑。

（2）与工作、居住环境等人文环境有关（如高山与沿海、城市与沙漠）。

4. **变色**　反映人体健康或疾病状态及原因的色泽，其实就是病色，这也是我们必须学习和掌握的颜色。

5. 五色诊病

（1）青色：肝色的代表，主肝胆疾病，主寒证、痛证、瘀血、惊风。常见于慢性肝炎或肝功能不全的患者，也可见于恶性疾病。出现青色，一般表示疼痛很严重。皮下出现青色，说明血管淤血、缺血或缺氧，尤其掌纹主线发青，病情就更加危重。青对应春、木、风、酸、肝、筋。

中医：主寒证、气滞血瘀证，是一种肿瘤体质，表示肝气郁滞、胆腑不畅。

西医：①脏腑组织缺氧；②脏腑功能不足，易出现器质性病变；③肿瘤、增生体质；④脏腑功能严重下降；⑤患有循环系统疾病，免疫力下降。

（2）红色：心色的代表，主心、小肠病，热证。红对应夏、火、热、暑、苦、心、血。

中医：主血热、火盛、阳亢。

西医：见于炎症、出血以及急性传染病的初、中期或某些疾病的初期等，也反映血液、循环系统方面的疾病和脏腑功能亢进。

一般表示热性、充血性疾病，局部炎症、出血，或某些进行性疾病的初期或发展期等，患者多表现为热证、血热、充血或有热、积热等。

脾胃区红色，为脾胃郁热，或急性结肠炎；肾区红色，为泌尿系统炎症；肝区红色，为肝胆火旺或高血压；心区出现红色，多为热毒攻心，心火亢盛或心肾不交。红色浓且发暗，表示热证的重症。比如我们常见到的"肝掌"，其大、小鱼际都很红。

（3）**白色**：肺色的代表，主秋、金、燥、干、枯、辛、肺、皮、毛。

中医：主肺、大肠病，虚证、寒证，如气血亏虚、中气不足、脾胃阳虚、肾气不足、血脱、气脱、痛证。

西医：见于贫血、叶酸缺乏、红细胞减少症，也见于白血病、呼吸系统疾病及免疫力下降、微循环障碍、脏器功能下降等。

出现白色，一般表示疼痛（一般性疼痛）、炎症（疼痛性炎症），也表示气滞和气虚。

（4）**黄色**：脾色的代表，主长夏、土、湿、温、甘、脾、肉。

中医：主脾胃、肝胆、虚证、湿证。

西医：见于消化系统疾病、部分肝胆疾病（如黄疸），也见于微量元素缺乏症、贫血、慢性出血等。另外，肿瘤晚期也多见黄色而枯。

（5）**黑色**：肾色的代表，主冬、水、寒、咸、肾、骨髓。

中医：主肾虚、寒证、痛证、血瘀证，也见于陈旧性损伤。

西医：①肾病综合征、性功能紊乱，泌尿、生殖系统疾病；②肿瘤体质（恶性）；③循环系统疾病。

局部有黑色：①肿瘤；②器质性损伤；③血瘀；④陈旧性病变。

（二）五脏的望诊

1. 心脏区

· 若出现横纹或横纹比较明显，提示心律不齐或心脏状况不好。

· 若出现的横纹深而且舌头上面也有很深的竖纹（沟），可能患有比较严重的心脏病。

2. 肺区

·若额头中间比较凹，且颜色晦暗、或发青、或有斑，提示此人肺部有疾病，呼吸不畅。

·如有粉刺，提示此人近期患过感冒或喉咙痛。

·若两眉头部位有痣、痦子或发白，则提示此人患有咽喉炎或扁桃体炎，或胸闷气短，或肺有疾病。

·眉头向上部有凸起，提示肺有疾病。

3. 肝区

·若肝区发青暗或有斑，提示此人可能患有脂肪肝。

·若肝区有青春痘（痤疮），提示此人肝火旺。

·若太阳穴处有斑，提示肝功能衰弱。

·若鼻梁高处有斑，可能是肝火大，情绪不稳定、更年期。

·若肝区有明显的斑，且脸色晦暗无华，人也比较清瘦，提示此人患有肝病（肝炎或肝硬化）。

·眉中央有痣，眼球发黄，且面色非常黄，提示乙型肝炎。

·若从鼻梁处一直青到鼻头，可能是肿瘤。

4. 脾区

·若鼻头发红或酒渣鼻或鼻头肿大，说明脾热或脾大，一般感觉头重、脸颊痛、心烦等。

·若鼻头发黄或发白，说明脾虚，会出现汗多、畏风、四肢惮动、倦怠、纳谷不香等表现。

5. 肾区

·若肾区有红血丝、青春痘，或有斑，提示此人肾虚。

·若肾区有很深且大的斑，极有可能是肾结石。

·若肾区有痦子，提示此人肾功能先天不足，也会有腰、腿及背部酸痛。

- 眼角有很深的鱼尾纹，耳旁有竖褶，也是肾虚的表现。
- 若肾区有痣子且脑区竖纹很深，提示此人患有高血压病或预示将来可能会患脑血栓等疾病。

（三）六腑的望诊

1. 小肠区
- 若此部位有红血丝、青春痘、斑、痣或痣子，说明小肠吸收功能不好，一般人比较瘦弱。

2. 大肠区
- 若此部位有红血丝、青春痘、斑、痣、痣子，说明此人大肠排泄功能失调，一般会大便干燥、便秘或便溏。
- 若此部位有呈半月状的斑，提示此人便秘或有痔。
- 鼻根下部线和外眼角下垂线交点处是直肠反射区，此处有斑提示痔，若此处发红或有白点，有直肠癌变的可能。

3. 胃区
- 若鼻翼发红，提示胃火旺，易饥饿、口臭。
- 有红血丝且比较严重，一般患有胃炎。
- 若鼻翼灰青，提示胃寒，与其握手时能感到此人手指尖发凉，比人受风寒会腹痛、腹泻等。
- 若鼻翼部青痣者，一般有胃痛史，形成病根，可引起萎缩性胃炎，而萎缩性胃炎易引发胃癌。
- 若鼻翼薄且沟深，提示萎缩性胃炎。
- 饭前胃痛，一般是胃炎。
- 饭后1~2小时腹痛提示胃溃疡，压痛点在腹部正中或稍偏左处。
- 饭后2~4小时腹痛提示十二指肠溃疡，在两侧肋骨中间靠近心窝的地方疼痛，类似针刺一般，严重者后背也会感觉疼痛，压痛点在腹部稍偏右处。

4. 胆区

•若胆区有红血丝、青春痘，或早晨起床后嘴里发苦，说明胆囊轻微炎症。

•若胆区有斑，可能患有胆囊炎。

•若此部位有竖褶子，说明此人胆囊有问题。

•若此部位有痣、瘊子，提示胆功能先天不足。

•眼下面胆区有一对明显的斑或有痣、瘊子，提示胆石症。

•眼袋晦暗亦证明胆囊功能不好。

5. 膀胱区

•此部位发红，有红血丝、痤疮等，提示患有膀胱炎，会出现小便赤黄、尿频、尿急等，膀胱炎也可引起腰部酸痛。女性患膀胱炎，有时是妇科问题。

•鼻根发红，但尿不频急且整个鼻梁骨发红，提示鼻炎。

（四）其他望诊

1. 压力区

•若出现青春痘（痤疮），说明心理压力大。

•若出现斑，提示心脏有疾病（如心肌无力）。

•若有痣、瘊子，提示心脏功能先天不足。

2. 头面咽喉

•若出现痘，近期多有咽部不适。

3. 脑

•此处出现竖纹，竖纹很深并且本部位发红的话，提示此人心脑血管供血不足、头痛、神经衰弱、多梦、睡眠不佳、心悸、烦躁等。

4. 胸（乳）区

· 若女性此部位晦暗或发青，多有经期时乳房胀痛。

· 上眼皮内侧部位有痣、痦子，提示女性乳房有小叶增生、男性有胸膜炎。

· 若女性眼角部位有小包，提示乳腺增生或乳腺肿瘤。

· 若男性此部位晦暗或发青，常有胸闷、气短。

5. 生殖系统区

· 若女性嘴唇下面有痣、痦子、下巴发红，而肾的反射区域比较光洁的话，提示子宫后倾，腰部酸痛。

· 若女性嘴唇四周有痣、痦子，颜色发青、发乌或发白，肾的反射区域也不好，则极可能有性冷淡表现。

· 若女性人中有痦子，提示子宫有疾病。

· 若男性嘴唇上周有痣、痦子，而肾反射区域也不好，提示生殖系统有问题。

· 若 40 岁以上的男性上嘴唇比较厚，可能患有前列腺增生。

· 若上嘴唇有粉刺，且反复者，可能患有前列腺炎。

· 男性上嘴唇不平，有沟，可能患有性功能障碍。

· 男性上嘴唇两边发红，可能患有前列腺炎。

（五）人中望诊

人中可反映肾气、命门的盛衰状况，因此对生机的盛衰存亡有着重要的预测意义。人中诊法，是以观察人中的色泽、形态变化，来诊察生殖及泌尿系统疾病的方法，此法在临床上应用具有很重要的意义。

1. 望人中色泽

· 人中宽直，色泽明润，沟道红活，说明肾气盛，命门火旺，阳气充足，并提示女性子宫、卵巢、外生殖器官发育良好；男性睾丸、外生殖器官发育正常。

· 人中窄短、色泽枯滞、沟道发暗者，说明肾气亏虚，命门火偏衰，阳气不足，预示生殖系统有疾病。

· 年轻人的人中部位，明润而光泽无杂色。

· 年老或肾虚患者则暗淡无华，肾气亏虚，尤其命门火衰者更会出现黑色。命门之火竭者，人中先黑。

· 人中两旁候生殖系统及膀胱，临床所见，天癸气竭、冲任不足的人，人中处往往现黑褐色，或片状黑斑。肾虚不孕妇人，此处色泽偏晦滞和枯夭，或见色素沉着。

· 孕妇人中处显得特别光泽明润，表示气血旺盛，母子安康。故人中部位色泽变化可作为早孕的诊断参考。若孕妇人中处见隐黄，可能发生胎漏下血，子死腹中。

· 男子人中处色黑者，见腹痛牵及睾丸，或阴茎痛。

· 人中色黑，或有黑斑、黑块者，往往预示肾阳虚，提示肾上腺皮质功能减退或脑垂体功能不足（如艾迪生病、西蒙氏病、席汉氏病等疾患）。

· 人中色灰暗，常伴有畏寒、肢冷、小便清，女子见于宫寒不孕、子宫颈炎、输卵管卵巢炎、卵巢囊肿、子宫肌瘤等疾病；男子见于阳痿、性欲减退、前列腺炎、睾丸炎等肾阳虚病证。

· 人中微赤者，为发痈之病。

· 人中呈紫色或稍带黑色为伤食的表现；人中微青为寒病；人中赤黑相间伴有脐下忽胀大疼痛者，为胞中出血之候。

· 人中见有数颗小粟疮或常见黑斑，如烟煤晦暗者，为前阴（生殖器）湿热糜烂、瘀血凝积作痛之象。

· 人中暗绿者为胆囊炎、胆绞痛表现。

· 人中白者，为不治之危候。

2. 望人中形态 正常人的人中位居鼻与唇的中央直线，形端直，沟道深浅适中，上端稍窄，下端稍宽呈梯形，说明生殖系统发育良好，月经、排卵、生殖功能正常。若临床所见人中形态发生改变，与正常形态相异，则提示生殖系统（子宫、卵巢、睾丸、阴茎）疾患或发育不良。

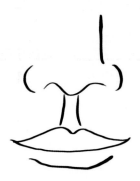

（1）人中短浅型：人中特短，沟道扁平，沟缘不明显或隐约可见，一般提示女性的子宫小（常为幼稚型子宫），发育差，多无内膜增生，子宫颈短；男性先天睾丸发育不良或阴茎短小。此种人性欲较低，多有不孕不育症，女性可有月经初潮迟，经量少；男性可有阳痿、遗精，精子活动度低于 50%。据报道，人中长度短于司身寸（与身高成固定比例的人中长度）0.5cm 以上的男性，可出见阳痿、遗精、不育症，精子失活率达 70%。

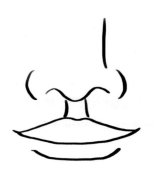

（2）人中浅坦型：沟道浅而平坦，沟缘不显（宽狭均有）。浅而窄的提示后天性子宫萎缩、质硬、活动较差，常表现为经期紊乱，经量逐渐减少而致闭经；浅而宽的提示后天性子宫发育不良，或生殖功能低下，或子宫萎缩（多见于老年妇女）。

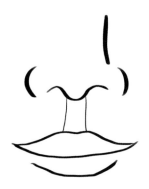

（3）人中狭长型：沟道狭窄细小，沟缘显著，或中段尤细，上、下稍宽，提示女性宫体狭长，宫颈细窄，男性可见包皮过紧或过长，女性多出现痛经。临床所见，人中长度大于中指同身寸（1寸）者，常见子宫下垂，沟深者常为子宫后位，浅者多为前倾，宽阔者多见子宫肌瘤。

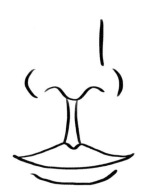

（4）倒梨型：人中上端宽，下端窄，似倒梨型，提示子宫前位或前屈，常有经行胀痛，经期延长，容易月经淋漓不尽。

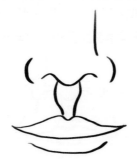

（5）双人中型：沟道中间有凸起纵线、条索或结节，位置不定，提示可能为双子宫、双阴道横隔。

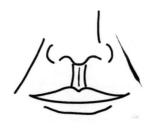

（6）人中隆起型：沟道中有位置及形态不定的增生物，甚至引起沟形改变，提示情况较复杂，子宫内膜增生或变形，多有一侧腹痛、压痛或腰酸以及月经不调等症。妇科检查多提示输卵管卵巢炎或子宫内膜增厚、子宫肌瘤、息肉、卵巢囊肿等。

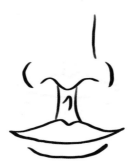

（7）人中起疹型：沟道内可见散在疱疹或红点，提示女性可能患有输卵管卵巢炎、盆腔炎、子宫颈癌；男性则可能患有前列腺炎、前列腺增生、精索炎等。

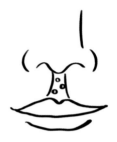

（8）人中有瘀斑型：沟道内可见晦暗的瘀斑，提示女性可能患有子宫内膜结核、子宫肌瘤，宫腔瘀血，月经暗红、量少等，男性可能患有附睾结核、精索静脉曲张等。

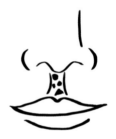

（9）人中偏斜型：沟道或一侧沟缘向左或右偏斜（除外先天性损伤性鼻唇沟变形），提示子宫体偏右或偏左（人中偏斜方向与子宫偏斜方向相反）。

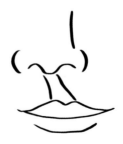

（10）人中凹陷型：沟道边缘可见凹陷圆窝，略呈鞍形，提示骨盆异常或狭窄，易发生难产。

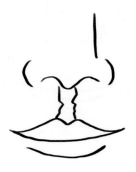

（11）人中八字型：上端甚窄，下端宽，呈八字型，提示子宫后倾，不易怀孕，经血淋漓不尽，常表现经行腰酸，严重者可影响受孕，多见于矮胖之人。

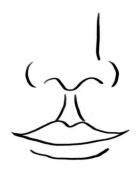

（六）望鼻隧纹诊病

鼻隧纹俗称笑纹，就是一个人自鼻两侧生出向下走到口两边的面部自然纹理。一般人在 35 岁之后会出现明显的鼻隧纹。《黄帝内经灵枢·师传》曰："鼻隧以长，以候大肠；唇厚，人中长，以候小肠。"就是说，鼻隧纹深长广阔，提示大肠功能正常；口唇厚，人中沟长得标准，小肠的吸收功能就好。

1. 两侧鼻隧纹紧逼口两侧而行者，提示习惯性便秘。

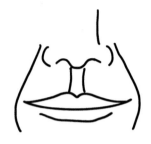

2. 有一侧鼻隧纹呈断裂状者，提示慢性肠炎或痔。

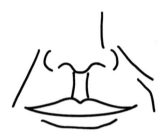

3. 两侧鼻隧纹末端均走流进入口角，或有走向口角之倾向，提示食管癌。

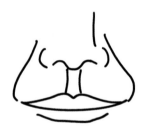

4. 鼻隧纹两侧深浅不一、长短明显不一，提示有家族遗传性脑出血病史。若一个人一侧鼻隧纹从半路生出无根，建议也应积极防治脑卒中发生。脑出血有遗传倾向，发现疾病信号应早预防早诊断。脑组织缺血、缺氧，就会频频打哈欠，有 80% 的脑卒中患者发病 5~10 天前有哈欠连连的表现。

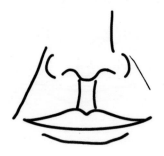

5. 两侧鼻隧纹光滑明晰不间断、不分叉而广阔。两侧或一侧若出现双条平行为伍的鼻隧纹，均提示健康长寿之征象。

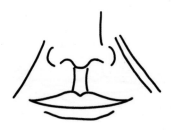

6. 单条或双条鼻隧纹过长而包住嘴巴，提示此人形体消瘦，易患胃病。但此类人大多工作顽强，吃苦耐劳，抗病能力强。

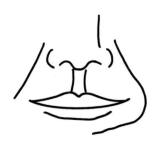

7. 若鼻隧纹一边呈刀刻样加深，为面神经麻痹所形成之痕迹。

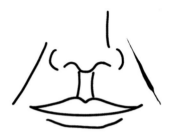

8. 鼻隧纹断裂分叉状，一是说明此类人有慢性结肠炎病史，平时不能吃寒凉食物或喝冷饮，只要一受凉就容易腹泻；二是说明此类人有关节炎病史。

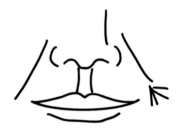

第六章

眼诊

一、眼诊的由来

眼诊是在眼眶周围的特定穴区进行观察，用以诊断全身各种疾病的一种方法。该诊法是彭静山教授根据眼与脏腑、经络、气血等的关系，结合五轮八廓理论创立的。

我国现存最早的医书《黄帝内经》中就有"目部五脏分属"的观点。《黄帝内经灵枢·大惑论》指出："五脏六腑之精气，皆上注于目而为之精，精之窠为眼，骨之精为瞳子，筋之精为黑眼，血之精为络，其窠气之精为白眼，肌肉之精为约束，裹撷筋、骨、血、气之精，而与脉并为系，上属于脑，后出于项中。"大体指出了眼睛的各个部分与脏腑之间的关系，也是后世"五轮八廓"学说的理论基础。

《史记·扁鹊仓公列传》记载："扁鹊过洛阳，闻周人爱老人，即为耳目痹医。"扁鹊是我国有记载的医治眼疾的第一人。宋代初期《太平圣惠方》发展了宋以前的眼科学，特别对金针拨障术有详细记载，并且最早记载了五轮与脏腑的关系："眼有五轮，风轮、血轮、气轮、肉轮，五轮应于五脏，随气之主也。"指出了的五轮理论根源于五脏，同时也分属于五脏。其后王肯堂在《证治准绳》中对五轮作了更全面的论述："五轮，金之精腾结而为气轮，木之精腾结而为风轮，火之精腾结而为血轮，土之精腾结而为肉轮，水之精腾结而为水轮。"系统阐述了五轮与脏腑的关系，使五轮学说不断完善。

"八廓"一词最早见于宋代陈无择《三因极一病证方论·眼叙论》。明代眼科专著《银海精微》首创"八廓"学说，但没有明确定位，无法根据八廓来辨病诊治。

王肯堂则进一步通过"八廓应八卦"的思想，建立了眼部的八卦分区，明确了八廓的概念内涵、具体部位及与脏腑的关系。通过检查发病时眼部出现的形色丝络可推测"内之何脏腑受病"。提出"目形类丸，瞳神居中而前，如日月之丽东南而晚西北……莫知其数，皆悬贯于脑，下连脏腑，通畅血气往来以滋于目。故凡病发，则有形色丝络显现，而可验内之何脏腑受病也。"

王肯堂在《证治准绳》中还提出了两眼分区有顺时针排列与逆时针排列不同的理论。其言："左目属阳，阳道顺行，故廓之经位法象亦以顺行。右目属阴，阴道逆行，故廓之经位法象亦以逆行。察乎二目两眦之分，则昭然可见阴阳顺逆之道矣"。彭静山教授创立的眼诊疗法理论基础来源于此。

〔明〕傅仁宇《审视瑶函》一书将前代各眼科专著加以综合整理，画出了八廓定位，肯定了八廓的功能，进一步完善了八廓理论。在书中他以《勿以八廓为无用论》为题指出："夫八廓之经络乃验病之要领，业斯道者，岂可忽哉！盖验廓之病与轮不同，轮以通部形色为证，而廓惟以轮上血脉丝络为凭，或粗细连断，或乱直赤紫，起于何位，侵犯何部，以辨何脏何腑之受病。浅深轻重，血气虚实，衰旺邪正之不同，察其自病传病，经络之生克顺而调治之耳。"阐明了"轮"与"廓"的不同及如何利用"廓"诊断疾病。

20 世纪 70 年代，辽宁中医药大学彭静山教授在中医脏腑络理论影响下，受华佗观眼"可验内之何脏腑受病"及《审视瑶函》和《证治准绳》两部书中有关八廓学说内容的启发，经过多年反复的研究、验证，结合自己临床数以万例观眼诊病的病例积累，提出了用八卦分区确定眼诊定位的设想。以观察眼球结膜脉络形色变化为诊病手段，诊查特定的眼周八区十三穴，来确诊全身各种疾病，其诊断准确率达到 85% 以上，眼诊从此正式成形。

在此基础上，彭静山教授开始了在眼区针刺治疗各种疾病的尝试，使眼针的临床疗效得到了肯定，1982 年，被辽宁省人民政府授予"眼针疗法研究"重大科技成果奖。自 1982 年公布后，眼针疗法吸引了不少学者，他们对眼针进行临床研究和实验研究，其临床和解剖学结果均肯定了彭氏眼针穴区划分和眼针疗法的临床价值，眼针疗法不仅被国内广大针灸工作者广泛应用于临床，还推广至美国、日本、德国及东南亚许多国家。目前，眼针疗法已广泛应用于内科、外科、妇科、儿科、五官科多种急、慢性疾病的治疗，并取得显著疗效。其中，眼针治疗中风偏瘫和各种急、慢性疼痛的疗效较为显著，获得国内、外学者的好评。

二、眼诊的理论基础

（一）眼与经脉的关系

《黄帝内经灵枢·口问》记载："目者，宗脉之所聚也……"《黄帝内经灵枢·邪气脏腑病形》记载："十二经脉，三百六十五络，血气皆上于面而走空窍，其精阳气上走于目而为睛……"十二脉之足厥阴肝经、手少阴心经、足三阳经以本经或支脉或别出之正经直接系连于目系；手三阳经皆有 1~2 条支脉终止于眼或眼附近；足三阳经之本经均起于眼或眼附近；奇经八脉之任、督二脉系于两目下之中央；阴跷脉、阳跷脉相交于目内眦之睛明穴；阳维脉经过眉上。此外，在十二经筋中，足太阳之筋为目上网，足阳明之筋为目下网，足少阳之筋为目之外维，手太阳之筋、手少阳之筋都连属目外眦。可见，眼和经络存在密切的联系。眼需要经络不断地输送气血，以维持其视觉功能。诊察眼目，可测知上述经络及相应脏腑的病变情况。

（二）眼与脏腑的关系

《黄帝内经灵枢·大惑论》曰："五脏六腑之精气，皆上注于目而为之精。"如果脏腑功能失调，精气不能充足通畅地上注入目，就会影响眼的正常功能，甚至发生眼病。

1. 眼与心和小肠的关系　心主全身血脉，脉中血液受心气推动，循环全身，上输于目，目受血养，才能维持视觉。心主藏神，目为心使，《黄帝内经灵枢·大惑论》曰："目者心之使也，心者神之舍也。"《黄帝内经素问·解精微论》曰："夫心者，五脏之专精也，目者其窍也……"由于心为五脏六腑之大主，脏腑精气任心所使，而目赖脏腑精气所养，视物又受心神支配，因此，人体脏腑精气的盛衰及精神活动的状态均能反映于目，故目又为心之外窍。这一理论，也为中医望诊的"望目察神"提供了重要依据。此外，心与小肠脏腑相合，经脉相互络属，经气相互流通，故小肠功能是否正常，既关系到心，也影响眼。

2. 眼与肝和胆的关系　肝开窍于目。《黄帝内经素问·金匮真言论》曰："东方青色，入通于肝，开窍于目，藏精于肝"，指出了目为肝与外界联系的窍道。因此，肝所受藏的精微物质，也源源不断地输送至眼，使眼受到滋养，从而维持其视觉功能。

为肝之窍，尤以肝血的濡养为重要。《黄帝内经素问·五脏生成》曰："肝受血而能视"。《黄帝内经灵枢·脉度》曰："肝气通于目，肝和则目能辨五色矣"。这就强调了只有肝气疏畅条达，眼才能够辨色视物。眼与肝在生理上有以上多方面的密切联系，故肝的病理变化也可以在眼部有所反映。《仁斋直指方》曰："目者，肝之外候"，概括了眼与肝在生理、病理上的关系。

3. 眼与脾和胃的关系　脾输精气，上贯于目。《黄帝内经素问·玉机真脏论》在论及脾之虚实时说："其不及，则令人九窍不通……"其中包含了脾虚能致眼病。李东垣《兰室秘藏·眼耳鼻门》进一步阐述："夫五脏六腑之精气，皆禀受于脾，上贯于目……脾虚则五脏之精气皆失所司，不能归明于目矣。"这就突出了眼赖脾之精气供养的关系。血液之所以运行于眼络之中而不致外溢，有赖于脾气的统摄。若脾气虚衰，失去统摄的能力，则可引起眼部的出血病证。脾主肌肉，睑能开合，《黄帝内经素问·痿论》曰："脾主身之肌肉"。脾运水谷之精，以生养肌肉。胞睑肌肉受养则开阖自如。脾胃脏腑相合，互为表里，共为"后天之本"。胃为水谷之海，主受纳、腐熟水谷，下传小肠，其精微通过脾的运化，以供养周身。所以，李东垣在《脾胃论·脾胃虚实传变论》中说："九窍者，五脏主之，五脏皆得胃气乃能通利"，并指出："胃气一虚，耳、目、口、鼻俱为之病。"由此可见胃气于眼之重要。此外，《黄帝内经素问·阴阳应象大论》曰："清阳出上窍，浊阴出下窍。"脾胃为机体升降出入之枢纽，脾主升清，胃主降浊，二者升降正常，出入有序，清阳之气升运于目，目得温养则视物清明；浊阴从下窍而出，则不致上犯清窍。

4. 眼与肺和大肠的关系　肺为气主，气和目明。张景岳说："肺主气，气调则营卫脏腑无所不治。"若肺气不足，以致目失所养，则昏暗不明。此即《黄帝内经灵枢·决气》所谓"气脱者，目不明"。肺气宣发，能使气血和津液敷布全身；肺气肃降，又能使水液下输膀胱。肺之宣降正常，则血脉通利，目得卫气和津液的温煦濡养，卫外有权，且浊物下降，不得上犯，目不易病。肺与大肠脏腑相合，互为表里。若大肠积热，腑气不通，影响肺失肃降，则可导致眼因气、血、津液壅滞而发病。

5. 眼与肾和膀胱的关系　《黄帝内经素问·脉要精微论》曰："夫精明者，所以视万物，别白黑，审短长；以长为短，以白为黑，如是则精衰矣。"说明眼之能视，有赖于充足的精气濡养。《黄帝内经素问·上古天真论》曰："肾者主水，受五脏六腑之精而藏之。"故眼的视觉是否正常，与肾所受藏脏腑的精气充足与否，关系至为密切。《黄帝内经》说，肾主骨生髓，脑为髓海，目系上属于脑。肾精充沛，髓海丰满，则思维灵活，目光敏锐。若肾精亏虚，髓海不足，则脑转耳鸣，目无所见。《黄帝内经灵枢·五癃津液别》又说："五脏六腑之津液，尽上渗于目……"如津液在目化为泪，则为目外润泽之水；化为神水，则为眼内充养之液。总之，眼内、外水液的分布和调节，与肾主水的功能有密切关系。肾与膀胱脏腑相合，互为表里。膀胱属足太阳经，主一身之表，易遭外邪侵袭，亦常引起眼病，故不可不引起重视。

6. 眼与三焦的关系　三焦为孤府，主通行元气与运化水谷疏通水道，故上输入目之精、气血、津液无不通过三焦。若三焦功能失常，致水谷精微之消化、吸收和输布、排泄紊乱或发生障碍，则可引起眼部病变。

以上论述均说明了眼与脏腑关系密切，说明了眼受五脏六腑精气之濡养。

（三）眼与五轮八廓学说的关系

中医理论早有"眼分五轮，归属五脏""眼分八廓，分属六腑的论述，这些理论充分体现了眼与五脏六腑相应的学术思想。五轮学说是基于眼与脏腑关系的理论，将眼球分为肉轮、血轮、气轮、风轮、水轮五个部分，分属于五脏，用以说明眼的生理、病理及与脏腑的关系，以指导临床治疗。八廓学说是历代医家运用八卦将眼分为八个部分，并分属于脏腑，以说明眼与脏腑之间的相互关系。如明代王肯堂的《证治准绳》不仅论及眼的理论基础和临床证治，还涉及目的脏腑划分。如"五轮，金之精腾结而为气轮，木之精腾结而为风轮，火之精腾结而为血轮，土之精腾结而为肉轮，水之精腾结而为水轮"之说，是基于眼与脏腑关系的理论，将眼球由外至内分为五个部分，即肉轮、血轮、气轮、风轮、水轮，分属于五脏，用以说明眼之生理、病理及与脏腑的关系。五轮学说实质上是脏腑关系在眼部的分属。《证治准绳·杂病》提出："目内有大络六，谓心、肺、脾、肝、肾、命门各主其一。中络八，谓胆、胃，大、小肠，三焦、膀胱各主其一。外有旁支细络，莫知其数，皆悬贯于脑，下连脏腑，通畅气血往来，以滋于目。故凡病发则有形色丝络显见，而可验内之何脏腑受病也。"《证治准绳》称"眼具五脏六腑也"，提出"乾居西北，络通大肠之府，藏属于肺……坎正北方，络通膀胱之府，藏属于肾……艮位东北，络通上焦之府，藏配命门……震正东方，络通胆之府，藏属于肝……巽位于东南，络通中焦之府，藏属肝络……离正南方，络通小肠之府，藏属于心……坤位西南，络通胃之府，藏属于脾……兑正西方，络通下焦之府，藏配肾络……左目属阳，阳道顺行，故廓之经位法象亦以顺行。右目属阴，阴道逆行，故廓之经位法象亦逆行。"

傅仁宇在《审视瑶函》中论述五轮八廓也引用了这一段话，始为"华佗云"，以下皆同，没有提出引文的来源。傅仁宇重视八廓，并以《勿以八廓为无用论》为题目来阐明它的功能。他说：

"五轮为病，间有知者。至于八廓，位且不知，况欲求其知经络之妙用乎？故古人云：'经络不明，盲子夜行。'夫八廓之经络，乃验病之要领，业斯道者，岂可忽哉。盖验廓之病与轮不同。轮以通部形色为证，而廓惟以轮上血脉丝络为凭，或粗细连断，或乱直赤紫，起于何位，侵犯何位，侵犯何部，以辨何脏何腑之受病，浅深轻重，血气虚实，衰旺邪正之不同，察其自病传病，经络之生克顺逆而调治之耳。人之谓此，八廓如三焦之有名无实，以为无用者，此谬之甚者也。愚观《内经》黄帝少俞，论士勇怯，言勇士刚急，三焦肉横；怯士柔缓，三焦肉纵。夫肉则有状，此《难经》之颇误也。今八廓有位有形，故如三焦之比，八廓丝络，比之三焦，更为有据。三焦虽然有据，三焦在内而不见，尚有膈上、膈下之分，八廓则明见于外，病发则有丝络可验者，安得谓为无用哉！"

验目可以识病，王肯堂引证于前，傅仁宇发扬于后，更有线索可寻，遂引起彭静山教授研究"观眼识病"的信心，决心加以探讨，终于掌握了眼睛形色丝络显现的规律与特征。这种眼的八卦脏腑划分为眼诊穴区分布提供了理论依据。

三、眼部的分区

眼诊就是通过观察眼部"形色丝络显现"而"验内之何脏腑受病"。为此首先必须观察眼睛的部位以及这些部位与脏腑的关系，进而探索形色丝络变化的规律与特征。

（一）用八卦划区的来源

八卦由"−−"（阴）、"—"（阳）两种符号变化而成。按照《周易》其名称和序列为乾☰、兑☱、离☲、震☳、巽☴、坎☵、

☲、坤☷，分别代表天、泽、火、雷、风、水、山、地八种自然现象，是为先天八卦。北宋邵康节、周敦颐，南宋朱熹研究《周易》，将八卦的序列改为乾、坎、艮、震、巽、离、坤、兑，是为后天八卦。

《周易·系辞》曰："易有太极，是生两仪，两仪生四象，四象生八卦。"太极，指原始混沌之气或派生万物的本原。两仪，指天地或阴阳。四象，指四种自然现象或事物的四种属性，或谓春、夏、秋、冬四时，或指水、火、木、金四种物质，或四种属性，或指东、南、西、北四方，或指太阴、太阳、少阴、少阳。这段话的大意是说：原始混沌之气运动而生天地（或分为阴阳），天地有春、夏、秋、冬之节，故生四时（或阴阳的运动而产生太阴、太阳、少阴、少阳四种属性），推演为宇宙万事万物。这种观点反映了我国古代学者对世界构成和变化规律的认识，从哲学上看是一种古代朴素唯物辩证思想。

古代医家把上述的朴素唯物辩证思想引进医疗实践，逐步形成了中医理论，促进了中医学的发展。如从我国古代认为宇宙的本原物质是"气"出发，形成了中医关于气、精和神的学说。气运动而分阴阳，宇宙万事万物不论大小、粗细、黑白、冷热，以及昼夜阴晴、寒来暑往，都不外阴阳两个方面。阴阳既是对立的，又是统一的，没有一事一物能脱离这个范畴。阴阳的概念是中医学的重要理论基础。中医的精髓是辨证施治，以阴阳为两大纲统帅表里、虚实、寒热。两仪概括八纲，以简驭繁，奇妙已极。八卦古时用于卜筮。后世儒家学者以八卦为宇宙万物的基本象征图形，用来说明世界的构成和变化。北宋以来有些医家在气、阴阳、五行学说的基础上以"五脏分五轮""八卦分八廓"来解释眼的生理、病理，说明廓病的分布和它的临床意义，对中医眼科的发展起到了一定的作用。在研究观眼识病，如何将白睛划分若干区域以容纳脏腑时，五轮八廓学说给了彭静山教授很大的启示。

（二）三焦问题

三焦属于六腑之一，分上焦、中焦、下焦三个部分。从部位而言，上焦是指胸膈以上部位，包括心、肺在内；中焦指膈下，脐以上部位，包括脾胃等脏腑；下焦指脐以下部位，包括肾、膀胱、小肠、大肠。从功能而言，《黄帝内经灵枢·营卫生会》指出"上焦如雾"，主要指心、肺的输布作用，"中焦如沤"指脾胃的消化转输作用，"下焦如渎"指肾与膀胱的排尿作用，并包括肠道的排便作用。这些功能实际上就是体内脏腑气化功能的综合。故三焦的功能，概括而言是受纳水谷，消化饮食，化生气血精微物质，输送营养，排泄废料。三焦的"焦"字有"热"的含义，这种热来源于命门之火，是通过气化的作用来体现的。至于三焦的实体是一个争论未决的问题。《黄帝内经灵枢·营卫生会》云："上焦出于胃上口，并咽以上，贯膈而布胸中……中焦亦并胃中，出上焦之后……下焦者，别回肠，注于膀胱而渗入焉。"《难经》认为三焦是"有名而无形"。张介宾《类经附翼》记载："及至徐遁、陈无择始创言三焦之形，云'有脂膜如掌大，正与膀胱相对，有二白脉自中出，夹脊而上，贯于脑'"。张氏本人则认为，"三焦为脏腑之外卫""所谓焦者，象火类也，色赤属阳之谓也。今夫人之一身，外自皮毛，内至脏腑，无巨无名，无细无目，其于腔腹周围上下全体，状若大囊者，果何物也？且其着内一层，形色最赤，象于六合，总护诸阳，是非三焦而何？"虞抟《医学正传》认为，"三焦者指腔子而言……总名三焦……其体有脂膜在腔子之内，包乎五脏六腑之外也。"王清任《医林改错》以为"网油"即是三焦。唐容川《血证论》谓"三焦，古作膲，即人身上下内外相之油膜也。"唐氏《中西汇通医经精义》又云："故将五脏之将，当读如将帅之将。言少阳三焦，下连属于肾，上连属于肺，肾肺相悬，全赖少阳三焦以联属之。然则少阳一府，故已统帅两脏，如一将而将两营也，是孤之腑。言少阳三焦，独成一腑，极其广大，故能统两脏。又言属膀胱者，是三焦下出之路。足见自肺至膀胱，从上而下，统归三焦也。"唐氏又说："中国自唐宋后，不知三焦为何物，是以医法多讹。"张锡纯《医学衷中参西录》说："西医之所谓水道，即中医之所谓三焦。其根蒂连于脊骨自下上数七节之处。在下焦为包肾络肠之脂膜，在中焦为包脾连胃之脂膜，在上焦为心下之脂膜，统名为三焦，能引水液下注于膀胱。《内经》所谓'三焦者决渎之官，水道出焉'者是也。夫《内经》即显然谓三焦为水道。"由此可见，中医对三焦逐渐深刻的认识，乃医学的一大进步。五脏有五，六腑有六，脏腑表里配合，三焦称为"是孤之府"，配合心包，心包为心脏外围油膜，可以说是心的一部分，称为"心主"或"心之宫城"。心包、三焦都非独立脏腑，但在经络都各有经脉循行线路，手少阳三焦、手厥阴心包（又称心主）表里互相配合。一般泛称"上焦心肺，中焦脾胃，下焦肾膀胱"。王肯堂论八廓将上焦、中焦、下焦各成一廓，但上焦配以命门，颇为蛇足。彭静山教授创制眼图，去掉命门，扩大了三焦的部位。

上焦：自膈肌水平以上，前胸、后背，包括内容脏器如心、肺、气管、支气管、胸膜以至颈项、头面五官和上肢。

中焦：自膈肌水平以下至脐水平以上，腰背部、上腹部，包括内容脏器如肝、胆、胰、胃、脾等。

下焦：脐水平以下，腰、骶、髂、臀、小腹、少腹（中医对脐以下、耻骨联合以上统称为小腹，两侧又名少腹），泌尿、生殖系统，肛肠、腹膜直到下肢。

上述三焦的划分，在临床治疗实践中是符合实际的，尤其是眼针上焦、中焦、下焦的辨证配穴，颇有疗效。

（三）眼区的划分及与脏腑的通联

华佗说："目形类丸……有大络六、中络八……"，包括五脏六腑、心包和命门，三焦又分为上焦、中焦、下焦，去掉了命门、心包，共计13个部位，在小小眼睛里容纳了13个部位，利用八廓理论进行分区是很适宜的，而八廓来源于八卦，因此用后天八卦划分眼睛八区。一般对方向的称呼习惯上叫作前、后、左、右，前为阳，左为阳，就先划分左眼。为了使用方便，将乾、坎、艮、震、巽、离、坤、兑改用1、2、3、4、5、6、7、8代表。

两眼向前平视，经瞳孔中心做一水平线并延伸过内、外眦，再经瞳孔中心做该水平线之垂直线，并延伸过上、下眼眶，将眼区分成4个象限。再将每象限分两个相等区，即8个象限，区域相等，此8个相等区就是8个经区。

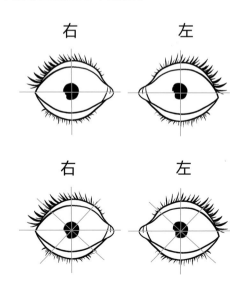

划区时，人仰卧，头向北、脚向南。左眼的西北方恰当乾卦，正北为坎，东北为艮，正东为震，东南为巽，正南为离，西南为坤，正西为兑。与脏腑的关系，乾属金，肺与大肠属金；金生水，坎为水，肾、膀胱属水；水生木，正东方肝、胆属木；木生火，正南方心、小肠属火；火生土，西南方坤为地，脾、胃属土。东北艮为山，山是高峰，画为上焦；东南巽为风，画为中焦；正西兑为泽，画为下焦。去掉命门，因为命门不属于脏腑，心包附属于心，均无位置。扩大了三焦的分布，对眼诊起到内外相应的作用。

双眼平视正前方，以瞳孔为中心做水平线及垂直线，即从瞳孔发出的上、下、内、外 4 条线将眼球等分为 4 个区域，再将该 4 个区域各引一条平分线，此时以瞳孔为中心的 8 条线将眼球等分为 8 个区域，该 8 条线称为分区定位线。内上方的平分线为分区定位 1 线；瞳孔正上方的垂直线为分区定位 2 线；外上方的平分线为分区定位 3 线；瞳孔至目外眦的水平线为分区定位 4 线；外下方的平分线为分区定位 5 线；瞳孔正下方的垂直线为分区定位 6 线；内下方的平分线为分区定位 7 线；瞳孔至目内眦的水平线为分区定位 8 线。

再以瞳孔为中心发出 8 条平分线，将上述 8 个区域等分为 16 个小区域。分区时，以分区定位 1 线为中心，将其邻近的 2 个小区域划分为 1 区；以分区线定位 2 线为中心，将其邻近的 2 个小区域划分为 2 区；同理，陆续可以划分 3 区 ~8 区。

右　　　　　左

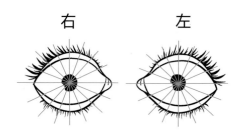

定穴时，沿1区至8区的方向，划分如下：1区为肺、大肠；2区为肾、膀胱；3区为上焦；4区为肝、胆；5区为中焦；6区为心、小肠；7区为脾、胃；8区为下焦。在每个脏腑名字后面加上"区穴"两个字，即为穴名，如肺区穴、肾区穴等，共计13个区穴。

1. **第一次的分区（第一方案）** 用后天八卦划分了左眼八区。右眼怎样划分呢？经络十二经穴两眼相同，如承泣穴在左、右眼下眼睑眶内直对瞳孔，睛明穴在左、右眼内眦上方靠近鼻梁处，瞳子髎穴在左、右眼外眦角外侧。观眼识病是以经络学说为理论根据，眼区的划分亦应以经络循行为依据。于是对右眼的划区进行了深入研究。王肯堂论八廓最后说："左目属阳，阳道顺行，故廓之经位法象亦以顺行。右目属阴，阴道逆行，故廓之经位法象亦以逆行。察乎二目，两眦之分则昭然可见阴阳顺逆之道矣。"

阴阳学说是古代中国人民创造的一种哲学思想，在中医学中的应用是很广泛的。《黄帝内经》曰："平旦至日中，天之阳阳，阳中之阳也；日中至黄昏，天之阳，阳中之阴也。合夜至鸡鸣，天之阴，阴中之阴也。鸡鸣至平旦，天之阴，阴中之阳也。"李东垣曰："故人亦应之，人身之阴阳，外为阳，内为阴；背为阳，腹为阴；脏为阴，腑为阳。心、肝、脾、肺、肾五脏为阴；胆、胃、大肠、小肠、膀胱，三焦六腑为阳。所以知阴中之阴，阳中之阳者何也……背为阳，阳中之阳心也，背为阳，阳中之阴肺也（按：背，实指胸腔而言）。腹为阴，阴中之阴肾也；腹为阴，阴中之阳肝也；腹为阴，阴中之全阴脾也。此系阴阳、表里、内外雌雄相输应也。"杨上善说："阴阳者，左右之道路也。"

据以上人身之阴阳，经络之循行，都是左右、前后、内外相呼应。把左眼的八区划分方法移到右眼当然不可行。于是按"阴道顺行，阴道逆行"的原则，左眼的进行序列如依钟表的指针作为标志应为顺时针，则右眼的进行序列应为逆时针。于是把左眼图上下翻转作为右眼的八区划分。用此方案彭静山教授从1970年至1974年对初诊患者试行观眼识病，积累了10 000病例，准确率很高，把望诊推进了一步。

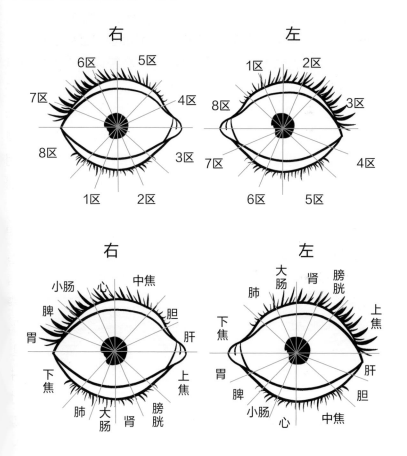

1984—1986年彭教授在国内各地讲述演示眼诊及眼针疗法数十次，国内、外同行重复临床试验与应用都取得很好的疗效，国内、外许多杂志发表的论文对眼诊疗法评价很高。如阿根廷中

华针灸学会会长王钰说："眼诊和眼针疗法是我会顾问（现任中国辽宁中医学院教授、眼诊眼针研究室主任）彭静山老师1970年首创，后参考华佗资料，并按文王八卦划分眼区与观眼识病的记载，结合临床实践创造的一种新的诊断和治疗方法。它不属于已有的十四经络，而自成一个体系。"

2. 改进后的分区（第二方案）　1987年1月辽宁省卫生厅邀请国内著名针灸学家为眼针疗法组织鉴定委员会，通过了国家鉴定。鉴定委员会主任委员王雪苔先生提出一个建议，他说："眼针属于微针疗法的一种，理论根据是经络学说，然而经络在人体的分布除任、督在前、后正中线为单行以外，十二经都是左右相同。眼针疗法的八区十三穴的划分左右不同，应进一步研究"。彭静山教授接受了这一建议，又进行深入探索，提出眼区划分的新方案。这一方案是左眼不变，把左眼区穴图向右水平翻转，作为右眼的划区定穴。

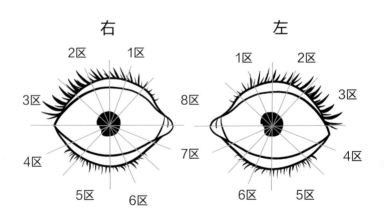

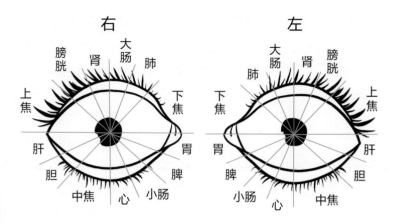

这一方案是八区十三穴左右对称，符合经络循行的原则和穴区的深部解剖所见。经过 2 年多的临床试验，效果与原方案相同。对其疗效的研究结果说明经络学说的博大精深。从《黄帝内经》到李时珍的《奇经八脉考》，许多经络和针灸书籍都提出眼内、外眦与奇经八脉的阳跷脉直接或间接通联。如《奇经八脉考》曰："阳跷脉……同足阳明上而行巨髎，复会任脉于承泣，至目内眦与手、足太阳，足阳明、阴跷四脉会于睛明穴，从睛明入发际，下耳后，入风池而终。""阴跷脉……上行属目内眦，与手、足太阳，足阳明、阳跷四脉会于睛而上行。"明代沈子禄著《经络全书》记载经络分野云："目锐眦（外眦）属手、足少阳、三焦、胆经、手太阳小肠经之会兼足太阳膀胱经，二跷脉。"

张洁古曰："跷者捷疾也。二脉起于足，使人跷捷也。阳跷在肌肉之上，阳脉所行，通贯六腑，主持诸表，故名为阳跷之络。阴跷在肌肉之下，阴脉所行，通贯五脏，主持诸里，故名阴跷之络。"

两眼的划区，第二方案左眼不变，右眼虽有改进，然而阴跷、阳跷二脉的分布集聚于内、外眦之间。第二方案的内、外眦包括三焦、肝、胆、下焦、脾、胃。所余的只剩肺、大肠、肾、膀胱、中焦、心、小肠 7 个穴。但阳跷脉"同足阳明上行"，足阳明胃起于承泣穴，正是心与小肠的第 6 区。又通足太阳膀胱经，膀胱与肾相为表里，互通脉络，肾、膀胱也包括在内。又通足阳明胃经，胃与脾相表里。三焦的概括是"上焦心肺，中焦脾胃，下焦肾膀胱"，既通足阳明，胃属中焦。如此则左眼不变，取左眼穴既可以治左侧疾病，由于"交经缪刺"取穴法，亦可治右侧疾病。且左、右两眼的内、外眦由二跷脉联系到五脏六腑，上焦、中焦、下焦，则其治疗作用，两个方案完全相同。2 年之间应用第二方案治疗 3 000 例疾病，其疗效与原划分方案毫无差异。但原来的划区方案毕竟反映了当时的认识水平，眼针作为一种新的眼诊和眼针疗法应以划区第二方案为既定方案。

3. 经区通联脏腑口诀　八区经脉"内属于脏腑，外络于肢节"，每区所联系脏腑，《黄帝内经灵枢》记载很详细，肺经由大肠经通目，大肠经"上挟鼻孔通目下"，胃经"由鼻之交頞达目下方"，脾经由胃经通目，心经"系目系"，小肠经"至目内眦"，膀胱经"起于目内眦"，肾经由膀胱经通目，心包经（在眼区归并于心经）与三焦相表里，由三焦通目，三焦经"至目锐眦"，胆经"起于目锐眦（外眦）"，肝经"连目系"，督脉"通过二目中间"，任脉"入目"。

十二经脉除肺、脾、肾、心包以外，有八条经脉以眼为集散之地，加上表里关系，可以说十二经直接或间接地都与眼睛有联系。《黄帝内经灵枢·大惑论》曰："五脏六腑之精气，皆上注于目而为之精。"《黄帝内经素问·五脏生成》曰："诸脉者皆属于目"。《黄帝内经》中叙述经络与眼密切关系的条文，不胜枚举。然而通过观眼可以知病的观点还是首先见于《证治准绳》中引用华佗的一段文字。眼穴八区与脏腑的关系，可用如下口诀概括。

乾一肺大肠，坎二肾膀胱。

艮三属上焦，震四肝胆藏。

巽五中焦属，离六心小肠。

坤七脾和胃，兑八下焦乡。

4. 眼区的深部解剖所见　在两眼 16 区各按常规针刺，解剖所见：在眼周 13 个区穴，左右相同，每根针斜刺穿过皮肤、筋膜、深筋膜，抵眼轮匝肌。在深度上有的针尖接触眼轮匝肌表面，有的刺入肌内，但无穿透眼轮匝肌抵达骨膜的。

每个区穴皮下浅筋膜内均有丰富的躯体感觉神经和血管网，血管网上有内脏感觉神经末梢。每根针均与感觉神经干或其分支末梢紧挨在一起，关系密切，血管网缠在针的周围。八区深部可见：1 区有眶上神经和额分支分布，并有眶上动脉网；2 区有眶上神经分支、眶上动脉网及泪腺分支；3 区内有眶上神经和泪腺神经分支，并有泪腺动脉和颞浅动脉额支、颧眶动脉血管网；4 区有眶下神经睑支分布，并有眶下动脉和颞浅动脉血管网；5 区有眶下神经下睑支和眶下动脉血管网；6 区有眶下神经下睑支和眶下动脉分布；7 区有眶下神经下睑支和滑车下神经的分支，并有内眦动脉和眶下动脉血管网；8 区有额支和滑车上神经分支，并有眶上动脉和额动脉血管网。

眼区穴位解剖是于眼针划区第二方案确定后，在五个完整的尸体头颅上，用 5 分针找准穴位，常规操作，均在各区中间进针。由辽宁中医药大学（原辽宁中医学院）解剖教研室主任许宏基教授及陈卫东、姜怀平、刘莉娅讲师进行解剖。解剖所见证明眼针八区十三穴左右相同是有科学依据的。至于第一方案两眼的穴区不同而临床疗效无异，是通过经络的相互关联、彼此呼应来发挥作用的。

5. 后来人的分区（第三方案）　第三方案为彭静山教授的后人

修改而成，为的是严格按照八卦的方位而定，也就是把第一、二方案的区穴左眼逆时针旋转 22.5 度，右眼顺时针旋转 22.5 度。这样看更符合八卦方位定位和科学性，但是临床验证不好开展，另外，对初学者来说不太好记忆。

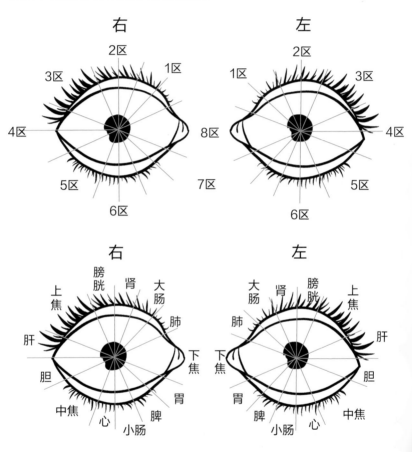

笔者为使用眼诊多年的医者，一直使用和开展的都是彭静山教授的成形方案——第二方案。第二方案容易记忆，且观眼时腧中成穴区方便，因此建议使用第二方案，学习眼诊者可自己选择第几方案。

（一）络脉的形色

人的白睛（球结膜）上隐约可见纵横交错的络脉，正常人的络脉纤细而不明显，尤其是儿童的眼球，如果没有生过大病，则白睛青白洁净，看不出络脉的分布。若是生病以后，或由皮肤通过经络而内传到脏腑，或由脏腑外传到皮肤，不论某一经或几个经受病，都可以从眼白睛上显露出来。经络是通到全身的，十二经与眼睛有联系。经络在周身其他部位为肉眼所不能见的，但球结膜是半透明的，其所分布的络脉一经加深即很容易看到，而且一经出现，其残痕就像肺结核愈后钙化点似的永远存在。因此，有些患者扒开眼睑即可见几个经脉都有异常的络脉。在深圳时有一位来自香港的患者，彭老诊断前见他的白睛上肺、肾、肝、心、大肠区都有明显的络脉，不过颜色暗灰，属于陈旧性病灶，说："您过去肺、肾、肝、心、大肠都生过病吗？"此人很惊讶地说："一点不错。我患过肝硬化、肾炎、肺气肿、心律失常、大便溏泻，大夫全能看出来？现在其他病全都好了，只有一种病没好，大夫看是什么病？"彭老又仔细看了一会儿，其他各经色泽暗灰的程度虽然不同，但都属于陈旧性病灶，惟大肠区络脉颜色浅淡。彭老说："您大肠经明显有虚象，大便溏泻还没好吧！"这位患者点头再次说："太神了，以后我还请您给我医病。"

（二）络脉的形状

络脉有七种形状：①根部粗大；②曲张或怒张；③延伸；④分叉较多；⑤隆起一条；⑥模糊一小片；⑦垂露。分别叙述如下。

1. 根部粗大　白睛边缘处络脉粗大，渐向前逐渐变细。此种形状多属于顽固性疾病。

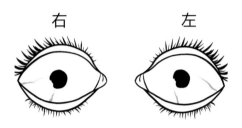

2. 曲张或怒张　络脉出现曲张，由根部延伸，中间转折曲张，以至于怒张，为病势较重（下图右眼为曲张，左眼为怒张）。

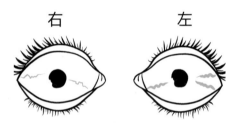

3. 延伸　络脉由某一经区传到另一经区，则出现延伸现象。例如出现络脉由左眼肾区向下焦延伸，可以有两种情况，一为由肾病传入下焦；二为此种下焦的疾病（例如腰腿疼痛，泌尿、生殖系统疾病）由肾经而起，病源在肾。此病例络脉虽由肾区向下焦延伸，但其根部赤脉较浓，提示虽传入下焦而肾病未愈。反之如由肾区向下焦延伸，其肾区根部形色俱淡，提示病已传入下焦，但肾经的疾病已渐减轻，其他各经，依此类推。

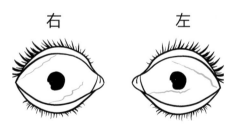

4. **分岔较多**　此种现象多出现在眼球上部，眼球下部亦有时出现。说明病势不稳定而容易变化。

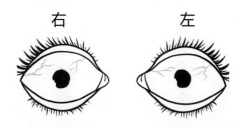

5. **隆起一条**　多属六腑的病。观眼识病，因巩膜与结膜的络脉深浅不同，五脏的病多出现于深层，好像络脉在玻璃板下面；六腑的病多出现于上层，似在玻璃板的上面。

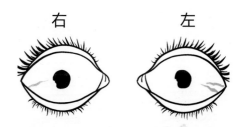

6. **模糊一小片**　此种络脉多发生在肝、胆区，肝郁证、胆石症往往出现之（下图右眼为暗黄，为陈旧性疾病；左眼为鲜黄，为新发性疾病）。

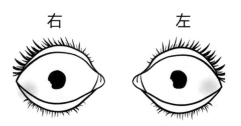

7. **垂露** 写毛笔字讲"悬针""垂露"。白睛络脉下端像垂着一颗露水珠似的，如见于胃、大肠区，多属虫积；见于其他经，多属郁证。

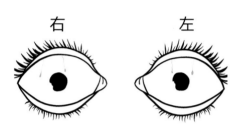

（三）络脉的颜色

白睛上络脉的色泽，基本是红色，但有浓淡明暗之不同。从这些不同的色泽可以看出病程长短，寒热虚实，预后转归，病情变化，可作为诊断及观察疗效的参考。

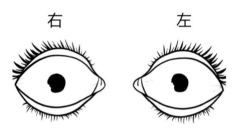

1. **鲜红** 络脉鲜红，为新发病。属于实热，病势正在发展。

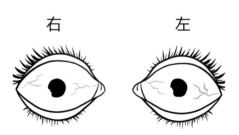

2. 紫红　络脉呈紫红，说明病为热盛。

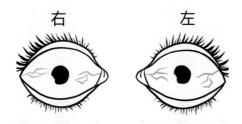

3. 深红　络脉深红，属于热病而病势加重。

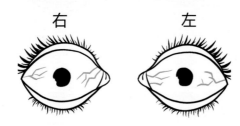

4. 红中带黑　络脉红中带黑，属于热病入里。此色在上焦之间，患者多有神昏谵语。

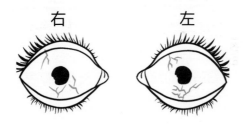

5. 红中带黄　络脉红中带黄，黄色于五行属土，在脏腑为脾胃，"脾胃为后天之本""有胃气则生"，为病势减轻的现象。

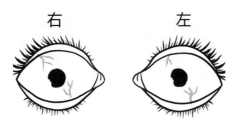

6. 络脉淡黄　望面色隐隐微黄表示胃气旺盛，为疾病将愈的面色。白睛上出现络脉颜色淡黄亦为病势将愈的现象。

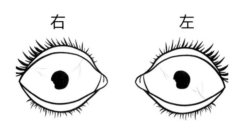

7. 络脉浅淡　络脉的颜色浅淡，是气血不足，属于虚证或寒证。虚证气血不足，寒证气血凝滞，络脉的颜色浅淡。

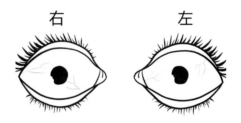

8. 络脉暗灰　白睛上络脉暗灰，属于陈旧性病灶，症状早已痊愈，但经络在白睛上的痕迹永不消失，其颜色是暗灰的。然而由暗灰转为淡红是其旧病复发征兆。

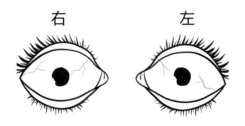

（四）观察方法

医生洗净双手，先看左眼，后看右眼。让患者放松眼皮，用拇指、示指扒开，患者眼球向鼻梁方向转，由 1 区可以看到 6 区，然后再让患者眼球向外眦方向转，则由 6 区可以看到 8 区。哪一经区出现络脉，需要仔细看。两眼看完，只需一两分钟。患者无任何痛苦，检查也颇方便。偶然也会遇到患者眼睑发硬不易扒开，但为少数。中风初起的患者，眼睑发硬，眼球不会转动；神志不清、狂躁不安的患者都不能看眼，诊脉也很困难。应备有印好眼区的《观眼识病记录图》，随看随即画在图上，便于分析。对这种检查方法熟练后，不用记录图，可直接写在病志上。

（五）特殊眼诊——眼的形态望诊

1. 双目大小不一明显者，提示此人有家族性脑血管疾病史。建议此人进入 50 岁之后要积极防治脑血栓、脑出血发生。

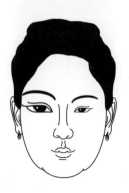

2. 一目是单眼皮，一目是双眼皮，提示此人有家族遗传性脑出血史。

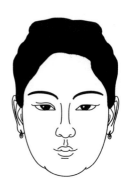

3. 青年女性目呈深眼眶者，临床发现易患子宫肌瘤和卵巢囊肿。

4. 女性目内眦处生有凸起的肉结，提示乳腺增生。

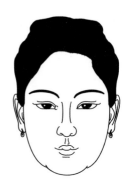

5. 双目靠鼻梁上眼皮处均生有高出皮肤的黄色斑块增生物，称"睑黄瘤"，又称"睑黄疣"。中老年人多见，尤其多见于患有肝胆疾病的女性，也可见于心血管病和高胆固醇血症者。

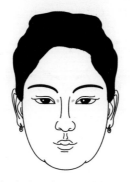

6. 一目自然而无力睁大，提示血管性头痛正在发作期。

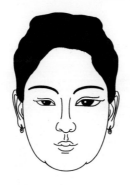

（六）特殊眼诊——眼的异常络脉望诊

1. 白睛出现黄色斑片者，提示脑动脉硬化。

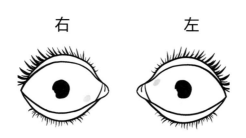

2. 白睛外侧有粗大血管弯曲，色深，提示眩晕、失眠、心律不齐。

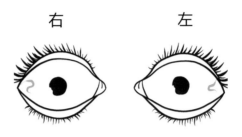

3. 白睛正上方有向黑睛方向的弯曲血管，提示颈椎病、肩周炎。

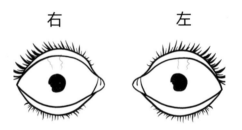

4. 白睛正下方有向上发展的毛细血管走向黑睛，或末端有火柴头样黑点，提示慢性胃炎。

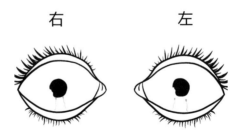

5. 目白睛外侧上方有深色的钩状或螺旋状血管走向黑睛方向，提示子宫肌瘤。

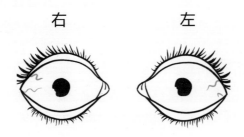

右　　　　左

6. 男性眼外侧三角区有较深的弯曲状血管，提示前列腺炎。

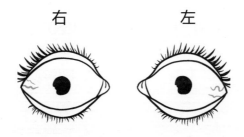

右　　　　左

7. 目白睛 4 点至 5 点处有向上爬行的毛细血管或有分叉者，均提示此人患有内痔日久。

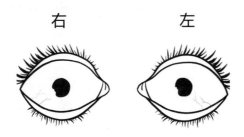

右　　　　左

观眼识病是以经络与眼的联系为依据，在整理华佗提出察目可验何脏腑受病的方法基础上，结合研究者的临床经验而形成的。

正常人眼白睛的络脉细而不明显，当脏腑、肢体某一部位发生病变后，可以通过影响经络气血运行，在眼的白睛上表现出来。所以，可以通过观察白睛络脉形色变化，综合判断何区明显，何区次要，结合其他四诊，诊断疾病，指导选穴治疗。

观察上万例病例发现，各眼区包括了各科多种病症，其中以内科病症为多，推而广之，其诊查的病种很广。辨证施治与整体观念是中医诊治疾病的重要指导原则，观眼识病和舌诊、脉诊一样，仅是中医诊查的一种方法，诊断与观眼识病符合，其主要意义在于机体脏腑、器官发生病变时，可以通过影响经络气血运行，在眼的白睛上有一定反映，体现了中医的整体观念。

第七章

手诊

一、手诊的定义

（一）广义概念

中医、西医通过对手的各种纹理与颜色、形态等现象进行综合分析判断，从而有效地指导或辅助其诊断分析与治疗方案的确立。手诊医学是集诊断、分析、处理为一体的辅助性医学体系，是沟通临床医学与健康保健的桥梁。

（二）狭义概念

通过对手指、手形、甲象、手掌区位的划分，主线整体与分段、辅线主线纵横交错的关系、纹理消长平衡规律的分析，以及同时所表现的颜色、形态变化的搜集与彼此之间关系的判断，综合分析，辨证求因，从而全面系统地制定出预防保健治疗的方案。

（三）医学概念

手诊医学是处于黑箱医学（中医）与白箱医学（西医）之间的箱医学，以中医辨证为指导原则，以西医辨病为基本条件，通过六大平衡理论的衡量分析，制定出全面而切实有效的健康保健治疗平衡法则。

二、手诊的起源

在人类原始的蒙昧时代，危险与饥饿始终威胁着人类的生存与发展，人类不得不利用与动物最明显的区别之一——手，不断地与大自然搏斗，从而维持与发展自身生命，此时人类已经本能地意识到手在生命中的重要作用。可以这样说，假如原始人没有直立行走，从而解放双手的话，就是到现代，人类也还是和四足兽没有什么区别的。

原始社会的人类在恶劣的自然条件下，用手象征性地做出各种动作，来祈求神灵保佑自身和整个族群的生命安全。通过手的不同运动变化及与大自然物质的亲密接触，产生了原始的手文化，比如原始的舞蹈、手语、手势。在此过程中，人类逐渐积累了对手的理解与认识，这或许就是人类最原始的、最本能的、最人文的、最基础的手诊。

在当时，没有阴阳五行、脏腑理论在其中渗透，没有原始的图腾崇拜文化出现，也没有神巫的诞生，更谈不上医巫文化同源现象。实际上，人类更注重于手与人类生活息息相关的规律性的现象总结，这也是手诊学长期在人们心目中应验率较高、老幼皆知的一个重要原因。在这一时期，人们反而忽略了手在人类健康方面的积极作用。

从医巫文化同源时代开始，手或多或少开始渗透了易经、玄学、阴阳五行等思想，但可惜的是当时人类并没有意识到手在健康方面的积极推动作用，反而与相学、易经甚至神学结合，日渐发展成熟，成为手相学。无论在东方还是西方的医学文化中，学与相学的诞生始终早于医学。因此，手诊的一些早期思想和认识方法论，明显早于中医学的发展。事实上，手诊与中医都是经验医学、人文医学。

中医学的理论日趋发展完善，为手诊的形成奠定了理论基础。早期的易经八卦在手掌上的划分，以及天、地、人三才在主线上的配合，都开始与中医理论紧密联系，比如：巽区属木，阴阳属性中属阳，脏腑相应属肝胆，天纹（掌上线）主气，人纹（掌中线）主神，地纹（掌下线）主精，由此精、气、神作为构成人生命的重要元素在手掌中能得到完美的体现。这里所谓的精、气、神，精相当于现代学说的物质，气相当于能量，神相当于信息。换言之，通过手上的主线与区位的结合，可以生动地再现人体脏腑的物质、能量、信息的传递变换规律，也就是精、气、神的变化规律。既然我们知道，中医的精、气、神可以在手诊中得到完美体现，中医能诊断疾病、能预防保健已经是毫无疑问，因为中医存在了几千年，解决了几千年人类生存的问题，那么手诊的诊断也毋庸置疑。

中医的经络学说为全息医学的发展奠定了一定的基础，如果没有经络，就没有全息；中医的藏象学说，奠定了手诊脏腑区位定位的理论基础，如果没有中医的藏象学说，在手掌中说某区某段属于某脏腑，那简直是痴人说梦。中医的望诊，实际上奠定、规范了手诊的基础诊断原则和方法。尤其是中医的望色，更是手诊不可分割的理论性指导原则。

在阴阳五行方面，通过手诊上脏腑阴阳五行属性的划分，可以对五色五纹（在中医辨证论治和整体观念的指导下）进行非常准确的诊断。可以这样说，在中国，如果没有中医学的存在，就没有今天手诊医学的发展。

（一）西医的解剖、生理、病理学说丰富了手诊医学的发展

我们知道，中医的藏象、经络学说和西医的解剖、生理学说虽然在某些方面是比较一致的，但是，两者的理论点不同、研究方法不同、思维方法不同、应用范围不同，造成了中医与西医的争论已经有很长时间，但是中医、西医的目标都是安全、有效地为人类健康服务。我们认为，中医是建立在深厚的人文理论基础之上的一门自然学科，西医是建立在现代化的数理化基础之上的学科，手诊医学以中医的一些朴素的人文理论和积蕴深厚的医学理论为基础，但手诊医学要想自成体系，必须进行多学科交叉，那么在众多学科之中，西医则是首选和必选的学科之一。

西医清晰地解剖脏器，并客观地研究了脏器的生理功能，其详细的病理学说，为手诊医学的发展提供了坚实的基础。西医脏器在身体中的位置准确，在手诊中，我们按照全息规律来划分也好，按照人体几何全息胚稳定原理划分也好，都可以准确地参照西医解剖脏器的位置在手中找到准确的脏腑投影区。这个投影区我们可以称之为脏腑反射区或脏腑全息元，这为手诊的脏腑区的准确定位提供了理论基础和物质基础。我们可以把手掌看成是人体的缩影，那么在相应的脏腑区中可以根据其生理功能的关联性，找到每个脏腑区之间的发展和转变规律。每个脏腑区之间发生疾病时相互之间的病理影响，以及该脏腑发生疾病时在全身的表现与该脏腑区的表现相互关联时，这时候手诊中的准确定位、定性已经是昭然若揭了。

（二）现代医学的数理化检验促进了手诊医学的精确性

我们初步通过手诊的方法，了解了某脏腑的发病状态和程度，以及该脏腑的基础定位、定性时，实际上，这时候该脏腑所发生的疾病处于灰箱医学状态。为了使这种灰箱医学诊断更加清晰化、准确化，我们有必要通过现代化的数理化检测仪器进行检测校正，得到一个完整而准确的数理化数据，从而指导我们在手诊中寻找更多的、更细的蛛丝马迹或色泽及纹理变化，使手诊的诊断结果逐渐趋向数据化，对手诊医学诊断的精确性起到积极的促进作用。比如：在手掌左肾区有褐色斑点时，我们初步判定其左肾有结石现象，但无法知道结石的大小与准确位置，我们可以通过大量的手诊现象，再结合 B 超测量结石的位置和大小，从而可以得出"手掌中的褐色斑点大小与实际结石大小成正比例关系，其真实的结石位置和在手掌肾区位置基本一致"的结论。这样，手诊的精确性是不是得到了很大的提高呢？

（三）现代医学的研究方法推动了手诊医学的研究进程

现代医学的研究方法，往往随着现代科学的发展而发展，所以现代医学发展的速度是与时俱进的，促进手诊医学的发展是必然的。手诊医学要想在以后的发展中跟上时代的步伐，必须与现代科技结合。那么在结合之前，我们必须要研究相关的一些学术内容，从而促进手诊医学的发展。我们可以学习现代医学的实验室样本对照化验法和医学统计方法，从而为手诊的准确性提供实验室基础数据。当然，也可以通过一些新型的基础研究方法，对手纹或疾病的纹理形成，进行更科学的分析，从而找到其物质、能量、信息的传变规律，全面而真实地解释手诊诊断疾病的科学性。

（一）正常形状

1. 手掌形状 首先，看手的长度、厚度是否与整体协调相配；其次，从一般情况看，掌面要光洁明润，中间凹，四周肌肉发达并高于中央，特别是大、小鱼际饱满，各指根部丰满。

2. 手背形状 手背肌肉弹性好、丰厚，掌骨间肌肉充实，除指关节在掌背稍有显露外，掌骨不应在背侧显露，也就是所谓的"不露筋骨"。手背走行的静脉明晰，没有曲张及局部凸起。手指自掌指关节到指端应有渐细缓的趋势，特别是第1、第2指关节不应呈圆突状（使手指间隙增大形成菱形空隙）。

3. 指节纹形状 手指指节纹分布匀称、纹线连续、上下集中，各指背侧第1、第2指关节纹（拇指只一个）集中，连续性好。

4. 指甲形状 指甲平滑光洁，一般为末节指节的3/5，呈长方形拱起，顶端横径稍大于基部横径。指甲基部的白色半月形部分称指甲半月，简称"甲半月"。甲半月应与各指中央对称，甲面无纵横沟纹，甲上无干扰斑，指甲对称、不偏斜、无凹陷或末端翘起。

（二）正常颜色

下面主要讨论手掌颜色、手指颜色、手背颜色和指甲颜色，细分还有分区颜色。中医对色泽及其变化比较重视，就黄种人而言，正色可概括为"红黄隐隐，明润含蓄"。色的"含蓄"，指内而不露，也可以说是色中有神，有光泽。手的颜色可直接或间接反映出人体肢端（包括周围系统）供血及营养状况的很多信息。

1. 手掌颜色 一般情况下，手掌呈有光泽的浅红色，中央稍浅于四周，手掌纹线色较四周色深，主线色清晰且深。整个手掌颜色较手臂部红润，手背颜色比掌色深，光泽度不及手掌，呈黄棕红色，有光泽；背掌交界处形成赤白肉际，手背与上臂背侧无明显差别。

2. **手指颜色**　手指掌面各节间，以 2 至 4 指的第 2 指节色与掌面四周色最接近，第 1 指节稍浅，有时接近掌心色，指末节色略深。手掌各部间颜色并无明显界限或过渡。2 至 4 指根部因经常抓握或持重，可出现较其他部位色明显不同的烟黄色或浅咖啡色，这是正常的。

3. **指甲颜色**　甲色包括指甲本身颜色、甲下色和半月色。正常情况下，手指自然弯曲对光观察时，甲色透明，甲面光洁适中，没有暗斑、白色斑点、干扰纵横沟纹；甲下色充盈，呈均匀的淡粉红色，没有瘀点、瘀斑；半月呈润白色，与甲面色有明显界限，甲与指末节背侧连接部颜色深于指背色，呈棕红色，指背色与掌背相仿。

由于地区、季节及个体的差异，手色会有变化。一般来说，在进行诊查时，应先根据被诊者整只手的颜色确定大致类型，再找出该手的相对正色，然后分部、分区与正色进行比较。

（三）正常温度

手温的细小变化较频繁，由独立的调控结构使之维持在一定范围内，也就是说，手温是在变化中求得平衡的。手对温度的变化相当敏感，随后的调整也相当迅速。一般情况下，手背温度与体温相仿，掌部温度略高于体温，相差 0.2~0.8℃ 或更高一些。另外，手掌不同区域的温度亦有差异，中央和四周有时可明显感觉到温度差异，这在不少疾病诊断中也有重要的参考价值。

（四）正常湿度

手的湿度与地区环境和人体内部环境有密切关系，又由于人的情绪变化对内部环境干扰较明显，因此表现出手的湿度和人的情绪也有一定关系。手的湿度主要是指手掌及掌侧指节的湿度，因为整个手背部湿度变化不大，且不敏感，所以参考意义不显著。手的湿度实际上是掌侧汗腺分泌汗液的一种量度指标。手的汗液分泌与情绪变化有关，且不以人的意志为转移。汗液先自小鱼际及示指（食指）、中指、环指（无名指）、小指端分泌，然后是掌心、指根、大鱼际及指的其他指节线、指节，拇指汗液分泌稍慢。在紧握拳头时，手会渗出汗水来，在紧张情绪下，汗液分泌非常旺盛，手掌渗汗是难以控制的。有些人的手极易出汗，有些人的手又非常干燥，这些都是不正常的。汗液分泌可以调节手湿，如汗液分泌失常，再加上一定的外界因素，可导致手湿调节紊乱、血液循环失常等。湿度的变化可以人为感知或观察到。

五、手诊的方位规定

1. 不分男左女右，两手同看最为准确，这是手诊医学与手相学的区别之一。一般来讲，在具体分析疾病状况时，左手多属脏属阴、属器质性的，右手多属腑、属气、属功能性的。但需要说明的是，并非都是如此，这仅仅是诊断时的参考，不建议初学者采用此法。

2. 以手掌面中心为中点，向拇指的方向永远居左，向小指的方向永远居右，向指尖的方向为上方，向手颈线的方向为下方，明堂为手中心。从中医方面来说，手背为阳面，手掌为阴面。

是初学者必须牢记于心的最基础的内容。

3. 无论男女，在手诊九区和手诊病纹中，所代表器官的方向，基本与人身体上器官的方向一致。在诊断疾病时，左、右手可以出现与身体脏腑疾病互逆（即反向交叉反射）现象，这是手诊医学的特性。

4. 患者的性别、年龄、职业、环境、区域等都要了解。

性别：以区别不同疾病在不同性别中的发病情况和临床表现。

年龄：以区分不同年龄段所患疾病种类或程度上的差异。

职业：对手诊手纹和颜色的影响是很明显的，同时也与疾病的常见病因有一定关系。

六、手诊的必备条件

1. **姿势**　求诊者将手放到厚 2cm 左右的软硬适中的手诊诊垫上，以指尖对着手诊者，并且要与心脏处于同一水平位置。然后自然伸平、五指自然分开。

2. **态度**　对待求诊者，态度要郑重、和蔼。解说、分析时尽量采用幽默、生动，但又不失专业水准的语言，不可夸大病情或隐瞒事实，要注意部分人的健康隐私。

3. **温度**　15~27℃为好，恒温 25℃左右最为理想。

4. **湿度**　60% 左右，不过分干燥或潮湿。

5. **光线**　充足的自然光线，而不是灯光。即使很明亮的灯光，在颜色的分辨与纹理的深浅辨别中，都会产生视觉变异，从而引起诊断失误。

6. **地域**　相同地域，手诊中会有共性表现。地域会对人体产生影响，手诊时也会有体现。

7. 年龄　不同年龄的人，脏腑发病的规律不同，手诊纹理、颜色与形态的表现也有明显的差异。从某种意义上说，年龄在手诊诊断中，是很重要的先决条件。

8. 性别　性别不同，发病的病因、病种不同，表现在手诊中，自然也有所不同。尤其是诊断结果分析时，更要了解男、女性别上的差异和生理上的不同，否则会男冠女戴，贻笑大方。

9. 职业　大部分工作都要通过手来完成，不同职业对手的要求也不同。简单地讲，脑力劳动者虽然活动强度不大，但精细的动作很多，手纹与形态多细腻丰富，颜色多清浅，纹理化复杂；体力劳动者虽然活动强度很大，但用力比较简单，手纹与形态一般多磨损或粗大，颜色多浊，纹理变化简单。同时，不同职业也影响人体的脏腑健康状态，这在手诊中同样也会有所表现。

10. 教育　教育程度决定了对健康的理解与接受能力。

11. 环境　在安静的场所进行手诊，其准确率要比在嘈杂噪声污染的环境下更高，这是实践得出的结果。

12. 工具　可以用放大的原理进行观察，主要使用的工具是放大镜。使用放大镜有助于观察得更详细。易于随身携带，方便直观。

七、手部的分区

(一) 五行九星丘分区

仰掌，手心向上，手指伸平。
大鱼际靠虎口部位称第一火星丘。
靠掌根侧部位称金星丘。

示指根下部位称木星丘。

中指根下部位称土星丘。

环指根下部位称太阳丘。

小指根下部位称水星丘。

小鱼际靠水星丘侧为第二火星丘，靠掌根侧为月丘。

掌根部位正中为地丘。

掌心部位为火星平原。

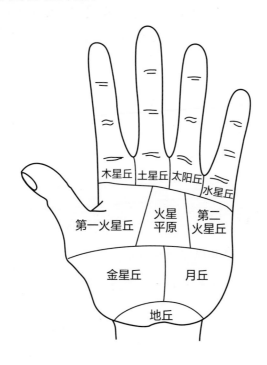

（二）按八卦分区

震宫：在掌下线的内上方，掌下线和掌中线合流的下方。掌
下线包绕大鱼际的左上方，下方以自然艮震分界线为界所形成的
区域。

艮宫：艮震分界线下方，掌下线包绕的大鱼际部分。

巽宫：示指下方，掌下线和掌中线合流的上方（即第1指缝线的左边）之间的区域。

离宫：掌上中指和示指根下方，掌上线上方，第1指缝线和第2指缝之间构成的区域。

坤宫：掌上小指根下方，掌上线上方，第2指缝线右方所构成的区域。

兑宫：由小鱼际的上半部、掌上线下方，乾兑分界线的上方，第3指缝线的右边所构成的区域。

乾宫：在兑区的下方，小鱼际的根部。由乾兑分界线下方、第3指缝线右方、腕横纹上方构成的区域。

坎宫：在掌根部，腕横纹中点向中指中线上约1.5寸处（相当于自身的示指和中指的宽度），大、小鱼际的分界部。

明堂：第1指缝线与第3指缝线之间，掌上线下方，掌下线之外，坎区上方的区域，手掌正中央的部位。

五行九星丘方位是近代国外学者，结合宇宙中太阳系的星体，根据"天人合一"的理念，划分手掌的一种方法；八卦方位则是中国古代《易经》中借助八卦推测自然界规律，划分手掌的一种方法。两种方法在手掌上表示的意义大体上是相同的，可以综合叙述。

【巽宫】代表肝胆功能。

· 若此部位高凸、颜色粉红，表示肝胆功能良好。

· 若此部位纹路散乱、皮粗，说明肝胆功能有病变，色暗时病理意义更大。

· 若此部位有方形纹，说明肝胆解毒能力降低。

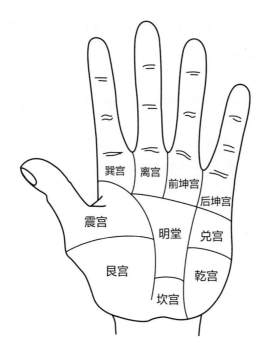

巽宫　离宫　前坤宫　后坤宫　震宫　明堂　兑宫　艮宫　乾宫　坎宫

・若此部位有三角纹时，提示接触过毒品或多次肌内注射毒品。

・若出现不规则环形纹，提示脂肪肝。

【离宫】代表心脏功能。

・若此部位纹乱、色暗，说明心脏功能弱。

・若此部位过于低陷，且有青筋浮起，提示心力衰弱或心火旺盛。

【坤宫】代表小腹脏器功能。

・若此部位纹乱、有异常符号，皮粗、色暗，提示泌尿、生殖系统疾病。

・若此部位低陷、浮筋、肤色白，提示生殖功能弱。

【兑宫】代表呼吸系统功能。

・若此部位隆起、颜色红润，提示身体健康。

- 若此部位纹乱、皮粗、颜色暗，提示呼吸功能差。

- 若此部位低陷、浮筋、颜色枯白，提示呼吸系统有慢性炎症，易患肺气肿。

【乾宫】代表心理状况和呼吸系统功能。

- 若此部位隆起、色正，提示心理健康。

- 若此部位纹路散乱、皮粗，提示抑郁、神经衰弱。

- 若此部位低陷、筋浮骨显、颜色白，提示呼吸系统功能衰弱。

【坎宫】代表泌尿、生殖系统功能。

- 若此部位隆起，肉软光润，提示泌尿、生殖系统功能良好。

- 若此部位低陷、青筋浮起，提示泌尿系统功能较差，容易感染。

- 若此部位有菱形或"十"字形纹，提示前列腺炎、阳痿、早泄、尿道炎或肛门病变。

- 若此部位纹路杂乱，提示肾功能差。

【艮宫】代表脾胃功能。

- 若此部位隆起、软而光润，提示脾胃受纳运化功能良好。

- 若此部位色暗、皮粗，纹路散乱，提示脾胃功能差。

- 若此部位静脉浮显，提示大便干燥。

- 若此部位色暗呈片状，提示脾胃不和。

【震宫】代表神经系统功能。

- 若此部位发达红润，提示此人肝火旺盛，易怒好斗。

- 若此部位有毛状纹、星纹或干扰线多，提示此人常因精神紧张而引发神经官能症。

- 若此部位纵纹多，提示支气管炎或喉癌。

- 若此部位苍白肉薄，提示性功能差。

- 若此部位有明显田字纹，提示胃溃疡。

【明堂】代表心血管系统功能。

- 若此部位稍凹、色正，提示身体健康，情绪稳定。
- 若此部位纹杂乱，提示心情忧郁、失眠、身体虚弱。
- 若此部位肤色青暗，提示近期要患疾病。
- 若此部位感觉灼热，提示虚火上升，易患慢性消耗性疾病。
- 若感觉冰凉、掌色枯白，提示消化液分泌功能差。
- 健康人明堂应是冬暖夏凉。

（三）按脏腑分区

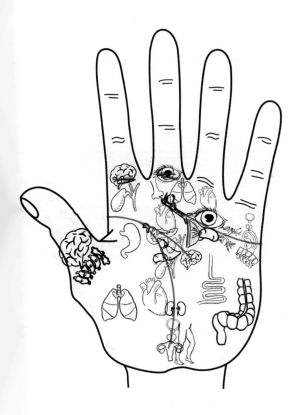

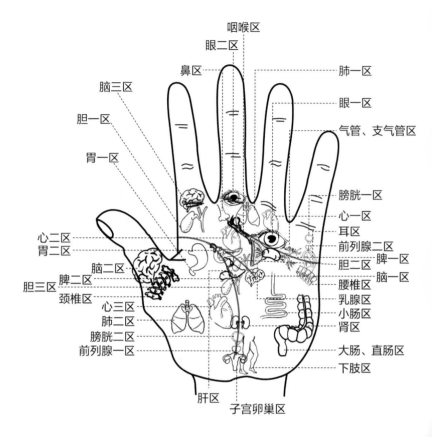

咽喉区
眼二区
鼻区
脑三区
胆一区
胃一区

肺一区
眼一区
气管、支气管区

心二区
胃二区
脑二区
胆三区
脾二区
颈椎区
心三区
肺二区
膀胱二区
前列腺一区

膀胱一区
心一区
耳区
前列腺二区
胆二区
脾一区
腰椎区
脑一区
乳腺区
小肠区
肾区
大肠、直肠区
下肢区

肝区
子宫卵巢区

1. 心区

心一区：在环指根部，环指掌指褶纹与掌上线之间的区域。提示心肌供血是否正常。

心二区：在掌中线上，劳宫穴所在位置的周围区域（简便观察方法：拇指在外，自然握拳，中指尖所覆盖面积便是心二区的位置）。提示心律失常的各种状态，如心动过速、心动过缓等。

心三区：在大鱼际，除震宫和肺二区所余部分。提示心功能的具体状况，如淤血性心功能不全。

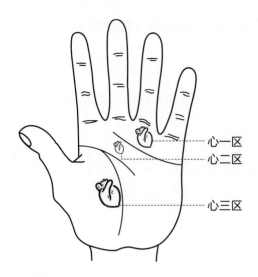

心一区
心二区
心三区

2. 肝区　在掌中线与掌下线之间，以拇指掌指褶纹内侧端为点，画一平行线穿过掌下线至掌中线，在此线内掌中线与掌下线包绕的面积就是肝区。

肝区常出现的纹："十"字状纹、"米"字状纹和岛形样纹。

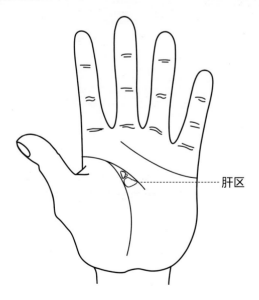

肝区

• 通过肝区可诊断的疾病：病毒性肝炎、脂肪肝、肝损害和肝癌等。

3. 脾区

脾一区：在环指正对掌上线下，以掌上线为中轴，向下画半圆弧，圆弧内所包围的面积就是脾区。

脾二区：在掌下线上，胰腺区的下方，约为小指指甲盖大小的面积，就是脾二区的位置。

脾区常出现的病理掌色为黄暗色斑点和青暗斑。

• 通过脾区可诊断的疾病：脾大。

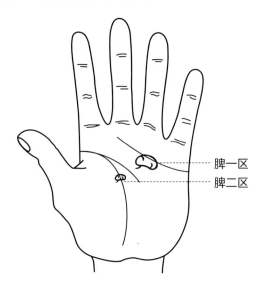

脾一区
脾二区

4. 肺区

肺一区：在中指与环指根部，中指与环指掌指褶纹与掌上线之间的位置。主要提示肺炎、肺心病、肺气肿、肺结核、肺癌等疾病。

肺二区：大鱼际，以拇指掌指褶纹的中点与腕横纹的中点连线，线外侧（大鱼际桡侧）的鱼际部分就是肺二区。主要提示外感

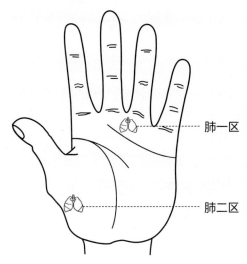

肺一区

肺二区

5. 肾区　在掌下线尾部，以拇指掌指褶纹为中点，沿皮纹的分布走向连接到掌下线，此部位约有小指指甲盖大小就是肾区所在位置。

• 肾结石时，在肾区掌下线上会有分枝或者有点状凸起物或者集中的小黑点。

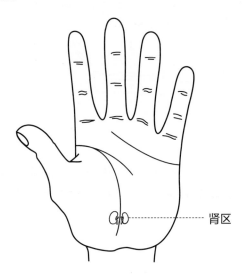

肾区

• 肾炎时，此区多见苍白色或杂乱的小细纹，多伴有灰土色。

6. 胃区

胃一区：在手虎口部位，以拇指掌指褶纹内侧端为点，画平行线至掌下线，此线以上到掌下线起端所包围的面积。主要提示慢性胃炎、胃溃疡、胃出血、萎缩性胃炎、胃癌等疾病。

胃二区：在中指与示指下的掌中线上，以接触掌中线画一小指指甲盖大小的椭圆形，此椭圆形所包围的面积（心二区有部分与此区相重合）。主要提示胃肠自主神经功能紊乱。

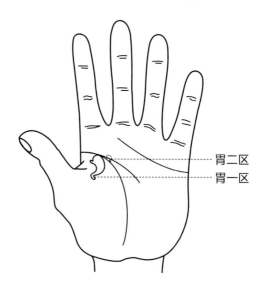

胃二区

胃一区

7. 胆区

胆一区：在示指根部，示指掌指褶纹与掌中线之间的区域。主要提示胆内是否有结石。如出现"米"字状纹，提示患有胆石症。

胆二区：在中指下方的掌中线上，以掌中线为中轴，画一环指指甲盖大小的椭圆形，此椭圆形所包围的面积。主要提示胆汁是否有淤积。

胆三区：在掌下线起端部位，以示指与中指指缝为点，做垂线交到掌下线，相交的部位就是胆三区的位置。主要提示胆管内是否有胆汁淤积和结石。胆三区出现"米"状结石纹的情况较少，此区提示结石的特征是集中的暗黑色小斑点。

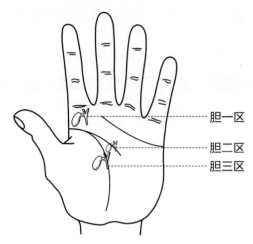

8. **大肠和直肠区** 在小指下的掌中线尾端，约有环指指甲盖大小的范围就是大肠和直肠区的位置。

•大肠发炎时，此区除有大量的横纹外，会有肌肉松弛、无弹性的特征。

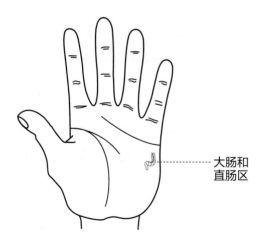

·直肠炎时，除有上述掌纹特征外，还会在玉柱线始端出现岛形样纹。

9. 小肠和十二指肠区　在掌中线尾端，以环指与小指指缝为点，向下做垂线至掌中线，与掌中线相交的部位就是小肠和十二指肠区的位置。

·肠炎时，在此区会有大量的"十"字状纹且色发青，十二指肠炎除有上述特征外，多数患者会有手掌长度长于手指的特征。

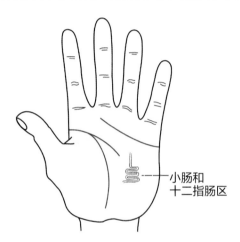

小肠和
十二指肠区

10. 膀胱区

膀胱一区：在小指根部，小指掌指褶纹与掌上线之间。

膀胱二区：在掌下线尾部，肾区的下面，膀胱区重叠肾区的1/2。

·膀胱炎的掌纹特征与慢性前列腺炎的掌纹特征相近，只是纹理的位置略高一点。

11. 前列腺区

前列腺一区：在掌下线尾端，大、小鱼际交接处，腕横纹中部上1厘米处，靠近大鱼际边缘。

前列腺二区：在坤宫区，与膀胱一区相重叠。

• 慢性前列腺炎时，在前列腺一区会出现片状红斑，在前列腺二区会出现大量竖纹。

• 前列腺增生时，在前列腺一区会出现岛形样纹，在前列腺二区会出现零乱竖纹。

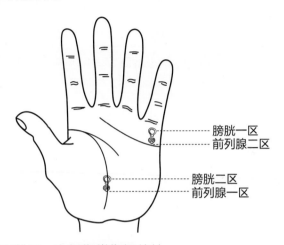

膀胱一区
前列腺二区

膀胱二区
前列腺一区

12. 颈椎区　在拇指掌指褶纹处。

• 颈椎增生时，在此区会出现突出于皮肤的白色硬结。

• 颈椎增生引起头部供血不足时，此区会出现苍白色。

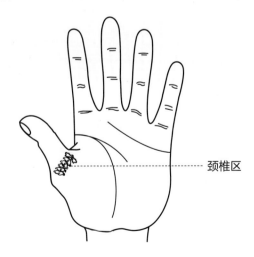

颈椎区

13. **乳腺区** 在环指下，掌上线与掌中线之间，像一片斜的小树叶。

- 乳腺增生时，在此区会出现叶状岛形样纹。
- 乳腺癌时，在此区多会出现黄暗斑或杂乱的"十"字状纹，组成"口"方格形样纹。

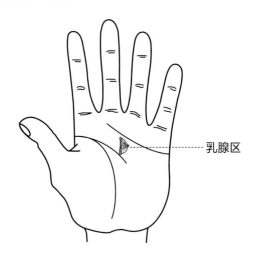

乳腺区

14. **腰椎区** 在环指与小指指缝下，掌上线的下缘。

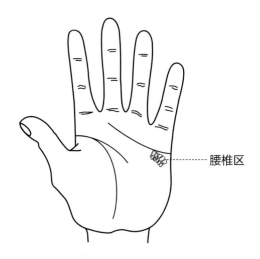

腰椎区

- 腰椎骨质增生引起的腰痛，在此区会出现零乱的"十"字状纹。
- 肾虚引起的腰痛，会出现过分延长的性线垂到此区。

15. **下肢关节区**　在腕横纹中部上 0.5 厘米处。

- 膝关节炎时，在下肢区会出现雨伞样纹。

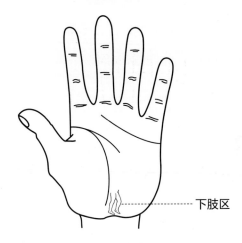

下肢区

16. **鼻咽区**　在中指下方，掌上线尾端，从中指中线下的掌上线斜向延伸至示指与中指指缝的片区，就是鼻咽区的位置。

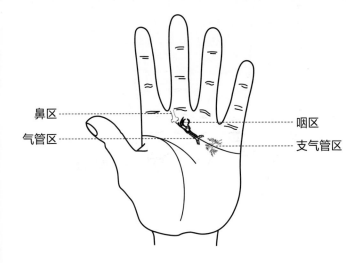

鼻区　　　　　　　　　　　　咽区

气管区　　　　　　　　　　　支气管区

·鼻、咽炎时，在鼻区和咽区的位置会出现细乱的羽毛状纹或较细小的岛形样纹。

·支气管炎时，在手掌的掌上线上会出现羽毛状纹或大量杂乱的干扰线。

17. 眼区

眼一区：在环指下的掌上线上，以掌上线为中轴，画一个形似眼睛的较小椭圆形，此椭圆形所包围的面积，就是眼一区的位置。

眼二区：在土星线（中指根下的半弧形纹）上。

·在眼一区出现岛形样纹，提示屈光不正（近视、远视、散光）。

·如果在眼一区有岛形样纹，又伴有土星线出现，提示视力很差。

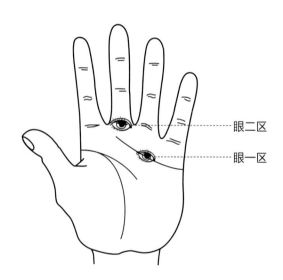

18. 耳区　在掌上线起端。

·肾虚耳鸣时，在耳区会出现岛形样纹。

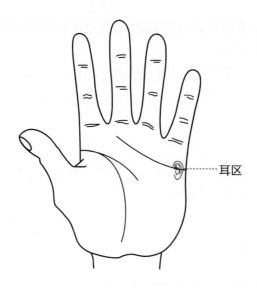

耳区

19. 脑区

脑一区：在中指与环指指缝下的掌中线上，以掌中线为中轴，画一个中指指甲盖大小的圆形，此圆形所包围的面积，就是脑一区的位置。主要提示脑动脉硬化、脑梗死、脑出血、脑萎缩、癫痫、头痛、头晕、脱发、记忆力下降等疾病。

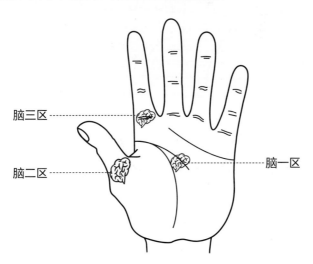

脑三区

脑二区

脑一区

脑二区：与颈椎区的位置基本相同。主要提示脑血栓、脑供血不足、颈椎骨质增生等疾病。

脑三区：在示指上，示指第三指节的尺侧和桡侧以指边缘为中轴，分别画一个半椭圆弧，弧内所包围的面积就是脑三区的位置。主要提示失眠、神经衰弱等疾病。

20. 子宫和卵巢区

子宫区：在掌下线尾端，大、小鱼际交接处，腕横纹中部上1厘米处，靠近大鱼际边缘。

卵巢区：在掌下线尾端，子宫区的两侧。

• 子宫肌瘤时，在子宫区的掌下线上会出现岛形样纹。

• 卵巢囊肿时，在卵巢区（掌下线外侧）出现岛形样纹。

• 盆腔炎时，在此区会有片状或点状的暗红色。

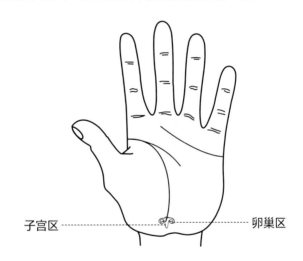

子宫区 ----------------------------- 卵巢区

21. 胰腺区

以拇指掌指褶纹内侧端为点，画水平线至中指中垂线，以此点为中心，约为环指指甲盖大小的面积，就是胰腺区的位置。

• 急性胰腺炎时，在胰腺区会出现浮于表皮的青暗色斑点。

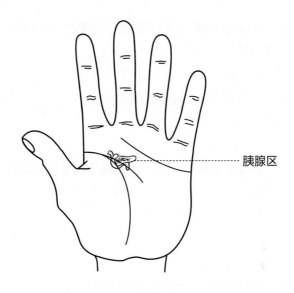

胰腺区

（一）望手部色泽

1. **手部正常色泽变化**　我国正常人的手掌呈淡红色或粉红色，润润光泽，气色调匀。掌色过深、过浅，甚至出现其他颜色，多为健康状况异常的征象。但是也必须排除年龄、职业、精神因素刺激等，以及掌部黑色素沉着等情况。这是望色的一个重要环节。

2. **手部正常颜色的变色**

（1）一般来说，女子的手掌颜色相对比较浅淡，男子的手掌颜色相对浓深。

（2）女子由于皮肤较柔嫩，又常使用化妆品，因此，在左右对照时，要仔细区分才能找出异常点。

（3）工作性质不同，手掌的颜色也常有不同。如工人、农民、司机等体力劳动者，手掌上多有老茧，色泽也不尽相同，这就不能看作是病理变化，有些人手掌上处处都有老茧，一般也不要从病理上考虑。

（4）所处地理位置不同，手掌的颜色也会有差异。如在高原气候下生活的人，手掌颜色呈紫红色；在南方生活的人，手掌的颜色则较红。

（5）季节气候不同，手掌的颜色也会有相应的变化。如春天掌色一般偏青，夏天一般偏红，秋天一般偏白，冬天一般偏暗黑。

（6）长期吸烟的人，手部颜色发黄；手上佩戴金饰品过多的人，有时掌色也发黄。

（7）个别特殊病变，如某些皮肤病患者的手掌整个呈潮红色，这虽然是病理变化，但是往往把反映其内脏健康状况的气色点给遮盖了。

3. 手部异常色泽变化

（1）手掌出现红色的病理变色主要见于以下疾病。

• 浅红色：一般表示低热和脏腑功能较差，提示内脏阳虚，或处于患病的初期阶段及久病将愈时。如手掌的心反映区呈浅红色表示心功能减弱。

• 深红色：一般表示炎症较重，如手掌气管区、肺区有深红色斑点，表示可能有肺部感染甚至肺脓肿。

• 鲜红色：一般表示身体有正在出血的部位，如手掌胃区有鲜红的斑点，表示可能有胃出血，但要排除手掌上的朱砂痣。

• 暗红色：一般表示身体的伤口部位开始愈合。紫红色表示血瘀，血液循环不良。

• 棕红色：如色泽偏深，表示病愈康复不久，或手术后刀口刚封口；色泽偏浅，表示病已痊愈。

- 如果红色变暗，表示这个人的心脏功能不好，以后随着病情的加重，颜色可能变成暗紫色，但呼吸困难时也可以看到这种情况。

- 平素血压很高的人，如果手掌突然变成茶红色，可能是脑出血即将发生的征兆。

- 手掌红、白交错呈现花岗石样红色斑状者，俗称朱砂掌（肝掌）——指在手掌大、小鱼际处出现的鲜红斑块，不高出皮肤，界限清楚，用小玻璃片平压红色区域为淡白色，放松后又转为红色，朱砂掌的人手掌温度比一般人要高一些，故显得温暖些。朱砂掌的出现可提示肝脏有疾病，如肝炎、肝硬化患者，这种人也易患疲劳症。红斑若呈暗紫色，说明病情已迁延或肝细胞大部分受损害，有些肝病患者患病期间因无明显体征致肝病痊愈后也不知不觉，但在手掌上却留下了朱砂掌。体内雌激素增多，也是引起朱砂掌的原因之一，所以个别妊娠女性，在妊娠期也可见到朱砂掌。另外，体内维生素缺乏、肺结核、风湿性心脏病、类风湿关节炎、糖尿病、真性红细胞增多症、砷中毒等亦可出现朱砂掌。

- 手掌红色若转为暗紫色，说明可能肝病病情迁延或肝细胞损坏严重。

- 若黄疸已退，其红色不退者，有引发臌胀（肝腹水）的可能。

- 系统性红斑狼疮患者，整个掌部均呈朱红色。

- 维生素 C 缺乏明显者，掌部出现红色网状毛细血管，以手握其手腕片刻则更加显著，甚至出现小的出血点。

- 一手上举、一手下垂，两手掌均呈桃红色者，可见于麻风病（正常人手上举时掌色变淡）。

- 手掌红斑点也可见于维生素缺乏、肺结核患者、少部分孕妇和正常人。

· 中医认为，掌红主内热或瘀热，鲜红主出血；绛红色，提示心火旺盛。

· 手掌呈红色，提示高血压病、高脂血症、糖尿病等；服用激素时，全掌红色；手掌皮肤充血发红多见于嗜酒者、肺结核、风湿性心脏病患者。

（2）手掌出现黄色的病理变色主要见于下列疾病

· 手掌黄者见于肝脏疾病。手掌呈现金黄色，伴有眼球发黄者提示患有急性黄疸性肝炎，或见于瘀阻日久的患者。

· 手掌土黄色而无光泽，可见于癌症患者。

· 胡萝卜素血症患者，手掌和面部均可呈橘红色，多见于过食胡萝卜、橘子、南瓜、豆腐皮的人。

· 若手掌不发黄，只是手指之间的分叉处变成黄色，表示体内胆固醇和中性脂肪都过高。

· 仅示指和中指指端呈黄色或黄褐色者，多是嗜好吸烟者。

· 手掌某些局部发黄，也说明对应脏器可能有长期慢性病变。

（3）手掌出现白色的病理变色主要见于下列疾病

· 手掌有局限性白色斑点者，提示身体可能患有慢性疼痛性炎症，红白相间则炎症重，也可能有化脓性感染。

· 整个手掌呈白色者，提示可能患有营养不良、贫血、慢性潜在性失血、心脏病、高血压、低血压、雷诺病或痛风及陈旧性疾病等。若掌中三大主线也呈白色，则诊断价值更高。

· 白色有时也表示气虚或气郁，有时还提示体内寒证。

· 手掌心颜色发白，提示此人最近有严重的胃病。

· 失血过多、术后体虚、产后体虚的患者，手掌多呈白色无华。

· 手掌干巴，极少出汗，提示肺部有疾病，常见于严重肺病、肺癌。

（4）手掌出现青色的病理变色主要见于下列疾病

· 青绿色一般表示血液循环不良，或心脏传导系统不良。

· 大鱼际局部掌色呈青绿色，多是平时活动太少的缘故，但必须排除深部组织物理性损伤所致者。

· 手掌青可见于肾病或者贫血的患者，也见于性情冷漠的人。

· 使（服）用金、银制剂过量，也可使手部出现青灰色。

· 手掌呈青蓝色，提示可能患有肠道功能障碍。

· 中医认为，掌青色主寒、主痛，或主气滞血瘀。掌青暗伴掌心凹陷之人，主诸郁证。

（5）手掌出现黑色或深色的病理变化主要见于下列疾病

· 手掌呈黑褐色或发枯色，提示恶性疾病，多为胃癌、皮肤癌先兆。

· 手掌呈黑色多为恶性疾病，常见于恶性肿瘤患者经化疗后，另外，恶性肿瘤晚期患者可出现手掌、指鱼黑，说明毒素已弥漫四肢末梢，为晚期邪毒浸淫。

· 手掌暗褐色主肾病；手掌全黑者，提示肝脏疾病；手掌中心呈黑褐色，常见于肠胃病。

· 从手腕到小鱼际处出现黑色或暗紫色，提示为风湿性腰痛、风湿性关节炎，这时，在脚踝内侧也会出现这类颜色。

· 全部手掌和手指上都有一层黑气，提示血脂高，也说明运动少，体内代谢废物堆积排不出来，易感疲劳。

· 手掌呈紫色，提示循环不正常。

· 指端皮肤发绀，说明体内缺氧，可见于肺功能不全、肺心病、动脉痉挛等。

· 手掌晦暗无华者，提示肾脏疾病。

· 手掌呈绿色者，提示可能患贫血或脾胃病。

· 吸烟量大的人，一旦得了心脏病，就会在掌面上出现一些烟灰状的斑点，过食绿色蔬菜也可使手掌变为灰色。

• 暗色（青暗色、灰暗色）表现在浅表部位，说明身体内的浊气过多。暗紫色一般表示阴虚，病在内。暗灰色表示血液里含氧量少，特别在皮肤区及供血不足区皮下较深的地方表现最多，说明血小板减少或毛细血管脆性增加，皮下容易出血，或是血液酸性较高引起皮肤病。暗咖啡色提示受风性疼痛。

（二）望青筋

常说的青筋就是静脉小血管，手上青筋出现得越少越健康。根据青筋的位置、长短和深浅，可知身体哪个部位存在问题，是否严重，以及容易出现什么症状。

3岁以内小孩有积滞时，一般都在鼻梁上出现青筋，但是3岁以后往往就不再在鼻梁上出现，而是在手上出现青筋。所以，成年人体内的代谢物越多，手上青筋就越多。某部位出现青筋，表示相应脏腑有积滞。

1. **手背青筋**　提示腰背部有积滞，容易导致腰肌劳损、疲劳乏力，常见腰酸背痛，甚至出现肌肉紧张、硬结节。

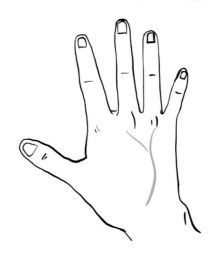

2. 大鱼际有青筋 往往提示腰腿痛和下肢风湿关节痛。

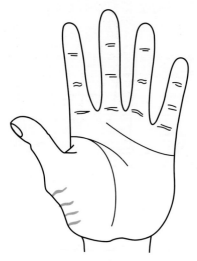

3. 腕横纹处有青筋 往往提示妇科疾病，如月经不调、带下病等。

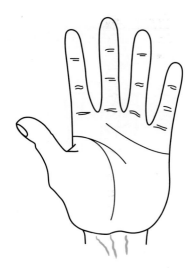

4. 内关穴处有青筋 往往提示心脏方面疾病，如心肌劳损、烦、胸闷、心悸、失眠、多梦等；内关青筋越靠近内关穴，则越

早出现心脏方面的症状；内关青筋越凸起、扭曲、紫黑，则心脏疾病越严重，甚则预示着心脏将要发生大病。

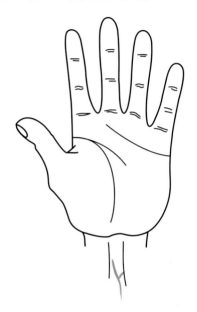

5. 掌下线附近有青筋　多见于肝胆代谢有问题，容易引起口苦、口干、烦躁、胸闷等。

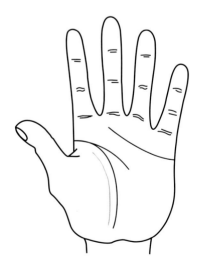

6. 示指掌指横纹有青筋　提示容易患左侧肩周炎。

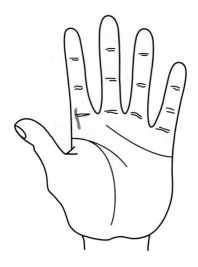

7. 小指掌指横纹有青筋　提示容易患右侧肩周炎。

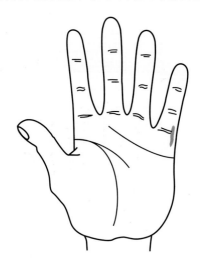

8. 拇指掌指关节横纹有青筋

·青筋凸起、扭曲，提示心脏冠状动脉硬化；紫黑，提示冠心病发作。

• 青筋越粗，代表病程越长、病情越重，患者常常会感到心前区有不适。

• 青筋较细、较浅，代表患病时间短，多数患者平时心脏不会有明显不适，只是在劳累和心情不好时会有些胸闷，休息过后就会好转。

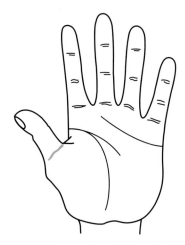

9. 中指掌指关节横纹有青筋　凸起、扭曲、紫黑，提示脑动脉硬化。

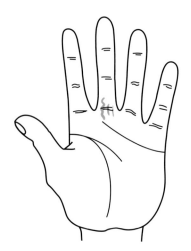

10. **手掌青筋** 甚至浅现到连手指节间都能见到，提示肠道有积滞宿便，其人多患有习惯性便秘或静脉瘤、痔等。改变排便习惯后，青筋会逐渐浅淡，甚至消失。

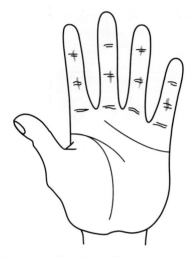

11. **手掌到处可见青紫色的青筋** 提示肠胃积滞、高脂血症、高黏血症、高血压，血液酸性较高、含氧量低，血液容易凝聚积滞，易出现头晕、头痛、疲倦乏力、身体虚弱等。

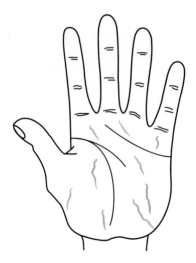

12. 太阳穴青筋　当太阳穴青筋凸起时，往往提示头晕、头痛；当太阳穴青筋凸起、扭曲时，提示脑动脉硬化；太阳穴青筋色紫黑时，则容易中风。

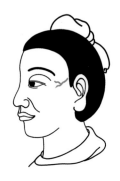

13. 额头青筋　额头有青筋，提示长期劳心劳力、精神紧张，工作压力或精神压力大。

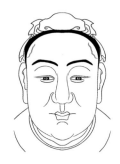

14. 肩部青筋　容易发生肩周炎而且特别难治。

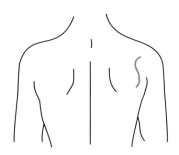

15. 大鱼际外侧有青筋　提示心律不齐，有时会有期前收缩、心慌的现象。

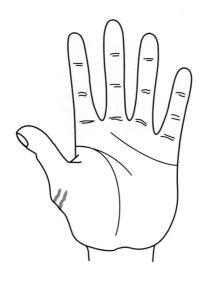

16. 拇指侧有青筋　提示头部供血不足，经常头痛、头晕。

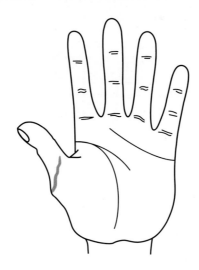

17. 示指外侧有青筋 如果青筋长、颜色深，说明小时候身体不好，不好好吃饭，疳积重，消化功能弱，营养不良，常常生病，体质很弱。

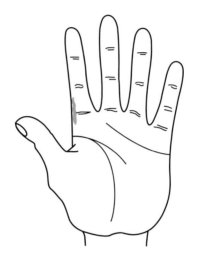

18. 中指中部有青筋 提示常常头痛、头晕。如果拇指的外侧也有青筋，说明从小就患有头痛、头晕，多数是先天不足造成脑部供血不足引起的。

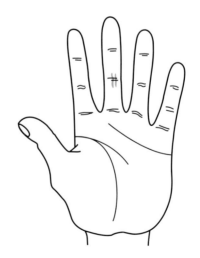

19. 中指根部有青筋　提示脑动脉硬化。

· 如果只是出现在左侧（靠拇指一侧为左），提示左侧脑动脉硬化及经络不通比较严重，左侧头部容易出现不适。

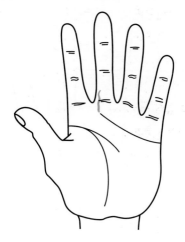

· 如果出现在右侧，说明右侧脑动脉硬化及经络不通比较严重，右侧头部容易出现不适。

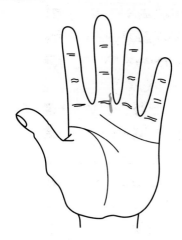

· 如果两侧都有青筋，而且颜色较深，说明脑部的动脉硬化已非常明显。

20. 小指外侧出现青筋　提示先天肾气不足，小时候常遗尿，长大以后同样会出现肾脏方面的疾病，而且腰膝酸软无力。青筋越长、越深，病情就越重。

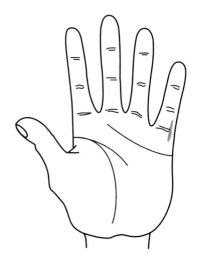

21. 中指下部、手掌上部出现青筋　中指下部、手掌上部的区域是颈的部位，提示甲状腺有问题，或者有慢性咽炎以及中医说的"梅核气"，是颈部经络不通的标志。

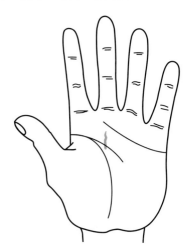

22. 大鱼际上、掌下线内出现青筋 提示过敏体质，易出现药物过敏和食物过敏，容易患湿疹、牛皮癣等皮肤病。

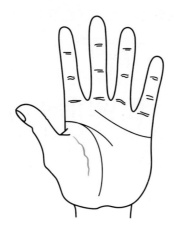

（三）望手形

1. 原始型手 较一般手型肥厚，指与甲俱短，指节如树根一样厚硬粗糙，掌厚大而硬，尤其是掌的下部特别粗厚。掌纹极简单而粗犷。指背三约纹（指头伸直，指背关节处的皱纹）深而杂乱，掌背青筋浮露，皮肤色泽较深，此型手之人，一般思想单纯，才智一般，体力较好，即使有病也很轻微。性情粗犷，易激动而发怒，精神容易紧张，易患高血压病和呼吸系统方面的疾病。

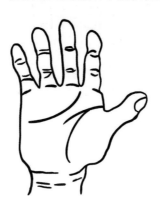

2. 四方型手　手颈及掌指均很广阔，外形直而方，指甲短而呈方形，拇指刚直长大，拇指指腹相当发达，掌之肌肉筋骨厚而坚实兼有弹性，手背三约纹较淡，此型手之人，体力好，精力充沛，各方面发育良好，属健美类型。但有部分人性格偏于固执，成年以后容易患心脑血管疾病。

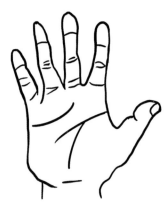

3. 汤匙型手　又称台型掌，具有这种掌型的人，手腕多粗大，指根也较粗大，指尖不像一般人由粗渐细，反而粗大如汤匙，指甲圆厚而大且硬，此型手的人，健康状况良好，体型较高大，性格开朗，比较自信。若嗜烟酒不加节制，到一定年龄后容易衰老。性情急躁，掌背青筋粗浮者易患高血压病、糖尿病等。

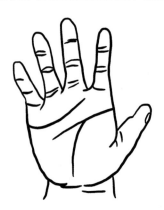

4. 竹节型手　又称结节型手，具有这种手型的人，手掌修长而骨挺，诸指瘦削节露，骨关节较高，指端介于方尖之间，甲型长，拇指长大刚直。手背三约纹比较明显，皮肤颜色较深，手背筋肉和血管隆起，此型手的人，性情较怪僻，寡言少语，善于思考，往往过度用脑而致体力较差。呼吸、泌尿、生殖等系统功能多较弱。

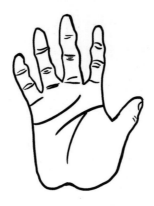

5. 圆锥型手　此手型较"尖头型"稍短而阔，手型和指型均细长，大小居中，掌向上部渐狭，指根粗，尖端为圆锥状，指甲长，掌肉肥厚，皮肤柔润富有弹性，肤色较白，指背三约纹轻淡，青筋隐而不露，此型手的人，思想敏锐但缺乏耐力，脾胃功能多较差，易患消化系统疾病。中、晚年易发生风湿痹痛证。

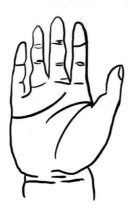

6. **尖头型手** 又称柔弱型。手细而薄，掌长柔弱而手指柔弱无力，指长滑尖细而优美，甲呈扁桃形而绯红，拇指配置匀称，皮肤白皙，青筋较明显，此型手的人，一般健康状况较差，神经衰弱、胆怯。易患呼吸系统疾病，泌尿、生殖系统功能较弱。

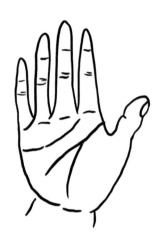

（四）手的形态变化

1. 理想的手掌应该是软硬适中，厚薄恰到好处。

2. 手掌部肌肉柔软细薄者，多精力不足，虚弱多病。

3. 手掌肌肉板硬坚实，缺乏弹性，则相对地也缺乏适应能力。

4. 手掌瘦而硬，提示消化系统功能不够健全。大多心胸狭小，易患气郁证。

5. 手掌浮肿，并伴有手指麻木，可能患有心脏疾病。

6. 手掌的大、小鱼际隆起部分或掌心（甚至指面上）出现点状的、呈黄色珍珠样或高出皮肤表面、直径多数为1~3毫米、大多富肉色的、半透明的表皮角化疹，也可为环状鳞片样，称为掌角化病，多见于膀胱癌患者，随年龄增大而增加，并且多发生于男性。

7. 手掌小鱼际和小指边缘肌肉下陷，皮肤没有光泽，多因体液不足，每见于慢性腹泻或慢性下痢的患者。

8. 手掌上的某一区域内，有较周围皮肤凸起的点状形态，一般表示病程长久，还说明脏器增生、肿大、肥大等。

9. 病理性凸起与老茧的不同点是，病理性凸起范围很小，往往只是一个"点"，老茧范围相对较大。

10. 手掌上凸起有带尖的浅黄色斑点，中间色重，呈点状或周围边缘不清，则要考虑肿瘤。若是咖啡色或暗青色发亮的，则更应引起注意，及时去医院检查，以排除恶性肿瘤的可能性。

11. 手掌上的某一区域内，有较周围皮肤凹陷的点状形态，一般表示脏腑功能减退或器官萎缩，或手术后的瘢痕。

12. 气色斑点显现的位置在皮肤表浅处，说明病在表，即中医所述的表证，一般表示病症的初起阶段、病情轻、易治、预后好。

13. 气色斑点显现的位置在皮肤深处，说明病在里，即中医所述的里证，一般表示病症为慢性病，病情较重。

14. 若手掌上的气色斑点由浮变沉，说明其病症在加重，相反，则说明病症在减轻。

15. 气色浅淡，是身体正气虚的征象；气色深浓，是身体邪气盛的征象。

16. 气色斑点在具体区域内疏散存在，表示病症较轻或接近康复；若密集存在，表示病症较重或由轻渐重。

17. 皮肤较透明，皮下像有积液一样，为水肿性炎症；皮肤显得较薄，光滑发亮，说明内脏功能过于虚弱；皮肤粗糙，纹理较粗，说明内脏有增厚。

（五）望指甲

1. **甲的解剖部位名称** 甲是由指端的皮肤外层的沟槽中长出

来的，这些沟槽部分叫甲内；甲外侧包绕在甲身周围的皮肤叫甲装；甲本身叫甲身或甲板，甲板表面凸起显形。甲板的游离前缘叫甲前极，后缘叫甲后极；甲板在月牙形的白色根部里形成长出，这个根部紧连着甲后极，叫甲半月，又叫甲月痕或健康圈；甲板下面的组织叫甲床或甲托。

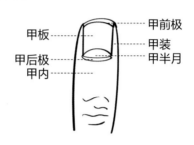

2. **标准指甲**　正常人的指甲大都和指头的长、短、宽、窄相称，一般是长方形，长：宽为 4：3，也可略呈方形或梯形。颜色呈粉红色，这是由于甲床血管的颜色透过甲板形成的。甲中部略隆起饱满，平整而有光泽，在强光下，上、下移动有闪耀的反射。无斑纹、瘀点，以手按压甲板前沿放开后，甲色由苍白很快恢复为粉红色。正常指甲不易折断，但也不过分柔软，甲板厚薄均匀。仔细观察甲板表面，可以看到有极细的平行纵纹，是由于甲不断向外生长留下的痕迹。

指甲的生长速度是很缓慢的，比较起来儿童稍快一些，最慢的是老年人。一般来讲，正常人需 3~6 个月时间才能长出一个完整甲面的长度。甲半月的大小正常情况下因人而异，但也因指而异。

一般健康人的指甲下部有白色的月痕，从拇指到小指依次变小。如果五个指头都有月痕，那是最佳的。拇指上有月痕，其余四指没有，不一定是身体不佳的表现。然而，如果拇指上没有月痕，那就值得注意了。没有月痕不好，月痕过大也不好，意味着可能患有心、肾或脾胃疾病。最理想的大小是月痕占整个指甲的1/5。指甲的标准长度为第一指节的1/2。有这种指甲的人，如果形状、色泽等方面状况良好，就可以断定他身体健康，充满活力。

从第三指关节（拇指为第二指关节）背侧纹中点到甲根和皮肤交界处之中点的距离，与甲根和皮肤交界处之中点到指顶端肉际距离（这两距之比我们称为"皱甲比"）相等。甲纵横皆呈弧形微曲，像弧度很小的椭圆球面，厚薄适中，坚硬，光滑润泽，淡红含蓄，明朗涵神，月痕清晰，甲根与皮肤交界处之皱襞（即甲皱）红润、柔韧、整齐。甲上无脊棱沟裂，甲下无斑纹瘀点。轻压甲面，松后红润复原。这一般显示气血充足，经络通畅，脏腑调和，身体健康，精力充沛，有耐力，情绪平和稳定。

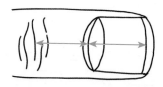

在认清了正常甲的表现以后，就很容易分辨出异常甲了。异常甲有许多种类型，每一种不同的类型，就反映体内的不同病变。

3. 甲型诊病

（1）百合型指甲：甲长，中间明显突起，四周内曲，状如百合片，故称为百合甲。多见于女性，幼时营养丰富，多病，消化能力欠佳，发育快而早。易患血液系统疾病。

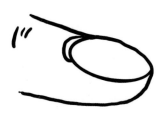

（2）**扇型指甲**：呈扇形的指甲。这种人为强体质型，幼时体质好，耐受能力强，智力发育一般都比较好。不注意保护身体，在成年或老年时易患十二指肠溃疡、胆囊炎、肝病。

青年女性小指甲前端头大根小，指甲皮带又紧束，提示此人易患不孕症。

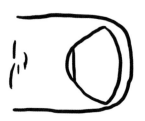

（3）**方型指甲**：呈四方形的指甲。这种人体质比较差，多数是无力型。无明显大病，但有遗传性疾病，多数有心脏方面疾病。

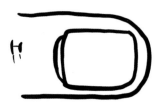

（4）**长型指甲**：呈长方形的指甲。这种指甲的人性格比较稳定，所以精神因素刺激引起的病变比较少见。但易患急性炎症性疾病，如上呼吸道感染、胃肠炎，也易受环境因素影响而患职业病，其次是血液、内分泌系统疾病。

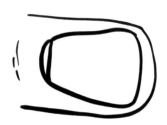

（5）碗型指甲：呈扁圆，其形似碗。这种指甲的人特别喜欢用嘴咬指甲，或喜欢剪指甲，所以，中指指甲很小，状如扁平碗，易患呼吸系统、消化系统慢性疾病。智力两极分化，一部分智力很好，一部分智力低下，发育时期多病，成年后身体健康。

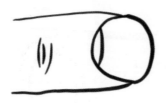

（6）带白环型指甲：前端指甲色正常，根部有一半月形色白如玉，边界整齐。这种人善思多虑，精神负担重或者睡眠障碍，易疲劳。大多数人喜欢熬夜，或有慢性疾病。

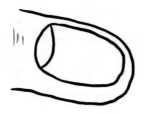

（7）大甲：呈长方形，指甲大包围整个指头，而且甲厚而硬。这种人不注意自己的健康，有病也不在乎、耐病能力强，易患肿瘤和骨髓病。且先天性呼吸功能差，易患呼吸道疾病。

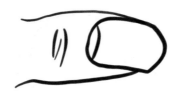

（8）小甲：指甲面积小于本指节的一半，为小指甲。提示此人易患先天性头痛。

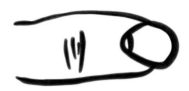

（9）翘甲：指甲前端翘起，前高后低，前宽后狭，称为翘甲。这种人抵抗力低下，或准确地说，这种人患有某种免疫性缺陷，长期患有某种慢性病，尤其上呼吸道炎症特别多见，另外，见于糖尿病日久。

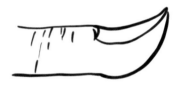

（10）圆甲：呈圆形的指甲。这种人看上去体格健壮，很少得病，实际上对疾病的反应不灵敏。一旦有病，病情很重。如头痛、溃疡性出血、胰腺炎、心脏功能紊乱，甚至癌症。

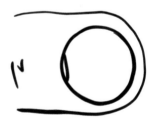

（11）短型甲：指甲短而宽呈矩形，扁平，皮带宽，甲皮粘连紧密。这种人一般很少得病，长得健壮，一旦出现疾病多是急

性重病。易患风湿性心脏病、胃炎、十二指肠炎、十二指肠溃疡等。

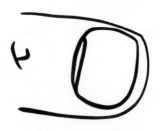

（12）宽短甲：指甲既宽又短，以双手拇指最为明显，不论男女，易患不孕不育症。

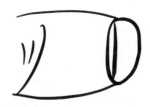

（13）爪形甲：提示骨关节病。

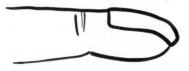

（14）扁平甲：提示易感冒，气血亏虚。

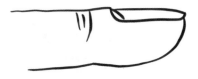

4. 甲色诊病　正常指甲的外观：外表红润、坚韧而略呈弧形，有光泽；压其指端甲板时，甲板呈白色，放松后立即恢复红润，甲

板上无明显纹路、横沟或斑点。这些特征表明机体气血充足，经络畅通，因为从中医理论讲指甲属筋，为肝胆脏腑外在变化的窗口，而肝有藏血和调节血液运行的功能。

- 十指甲面发白色，为贫血信号。
- 十指甲面均发深红色，为高血压信号。
- 十指指甲发黄色，提示患有肝胆方面的疾病。
- 十指指甲呈青黑色，提示此人体内有严重的瘀血阻滞，车祸及其他外伤患者常常可以看到青黑色的指甲。
- 十指指甲发蓝色，提示心脏功能障碍，临床发现其双唇往往也发紫蓝色。
- 十指甲面均出现白色斑点，提示此人近期消化功能障碍。若甲面白色斑点呈小凹坑状，多提示体内缺钙信号。多见于青少年生长发育过快，个子特别高者。
- 若小指甲面有一个白色斑块，提示此人患有泌尿系结石。
- 十指甲面中央出现乌云状斑块，提示此人患有肝恶性疾病。
- 十指甲面干巴呈灰色，甲面下又有数块小黑斑点者，提示此人已患恶性疾病。
- 十指甲沿（除指甲根的其他三面边缘）下有一条细鲜红线，提示此人正患肠胃炎。十指甲沿下有一条较粗的鲜红色线，提示此人正患大肠炎、腹泻。
- 拇指甲面出现一条不凸起的纵黑线纹，提示此人患有高脂血症、脑动脉硬化症；若儿童有此线，多提示记忆力减退。
- 拇指甲面出现一条凸起的纵黑线纹，提示高血压。
- 示指甲面出现一条不凸起的纵黑线纹，提示慢性支气管炎。
- 中指甲面出现一条不凸起的纵黑色纹，提示患有胆石症；若只有一半走到指甲面中央处，提示胆囊炎。
- 环指甲面出现一条凸起的纵线纹，提示患有乳腺增生、乳房肿瘤。

·小指指甲出现一条光滑的纵线纹，提示患有慢性胃炎。

·青年女性若十指指甲呈墙皮色，短时间内充血发红色，多提示正处在月经期或月经量过多。

5. 甲半月诊病

（1）影响甲半月的因素

血压：甲半月过小往往提示血压偏低，甲半月过大往往提示血压偏高。

精力和营养：甲半月过小往往提示精力不足，营养缺乏，而甲半月过大，或者甚至连小指都有甲半月，则提示精力旺盛，性功能强。

睡眠：当一个人在营养不缺乏、睡眠质量又很好的情况下，甲半月就很明显。如果最近一段时间，睡眠质量很差或者长期熬夜，暗耗精血，甲半月就会明显变小或者消失。

（2）甲半月可判断的常见疾病信号

·双手十指甲半月过小（小于指甲的五分之一），或无甲半月，提示此人血压偏低。

·双手十指甲半月大于全指甲的五分之二以上，提示此人患有遗传性高血压病。此类人常伴有面红、易上火、食量大、不怕冷等阳气盛的症状。

·中老年肥胖之人，若双手指甲无甲半月，提示此人应积极预防高血压。

·十指甲半月颜色发灰白色、暗色，提示高脂血症、动脉硬化。

·十指甲半月均呈牛奶样白色，指甲面也发白色，提示此人气血双亏。

·十指甲半月近甲根三分之一处甲面发青色，提示此人近期患有严重腹泻。

• 十指甲半月同甲面干燥似朽木样、发白色，提示此人已到肝癌中、晚期。

• 十指甲半月发青黑色，提示此人患有气滞血瘀的危症，多见于严重的心脏病、肿瘤、药物中毒。

• 十指甲半月走向甲面边沿呈小锯齿状，提示心律不齐。

• 小指甲半月与其他四指甲半月相比呈粉红色，提示此人近期有心脏疾患。

• 甲半月呈淡粉红色，与指甲颜色分界线模糊不清，提示脏腑功能失调，糖尿病信号。

• 十指甲半月过大，走向甲面边沿呈大锯齿状，提示胃部有恶性疾病。

（六）掌纹病理纹线

掌纹病理纹线，是指人体脏腑或生理活动受到外部一些因素的刺激或影响，使掌纹发生相应的各种形态和气色变化。掌握掌纹病理纹线的各种共有表现和诊断意义，对全面学习、应用、研究手诊能起到提纲挈领的作用。这和手诊九区中所表现的同名病纹、临床诊断意义不尽相同，现分述如下。

1. 什么是线？什么是纹？

线具有一定的走向规律，包括三大主线、八条辅线。主线代表了生命的基本状态与特征，辅线的出现表明了某脏腑特异性增强或脏腑功能亢进。

纹在手中出现的痕迹，有类似线的形状，它随着时间与区位的不同而发生变化。与主线相比较，纹具有暂时性、浅、短、无头无尾的特点，没有主线的颜色清晰，多指病纹。

线：相对于掌上线、掌中线、掌下线等主线而言，较粗大深，不构成几何形状（代表身体脏腑的一种趋势或体质状态）。

纹：与主线相比，较浅、细，构成一定的几何形状（代表身体疾病现象）。

2. 病线、辅线都是线

• 当某线称为某纹时，代表身体的健康趋势和疾病现象（如手颈纹）。

• 当某纹称为某线时，则表示所代表的疾病是人体的体质隐患（如肝胆线）。

3. 病线具有特定的意义　某根病线出现在某一部位，表明了某一部位特定的意义。

• 如果病线、辅线同时在某一部位出现，就可以诊断其性质、位置、病理变化，也就是定位和定性。

• 如果再加上病纹推测疾病的转归预后和颜色、形态的诊断，那么就可以明确诊断疾病的属性。

虽然病理纹理千变万化，错综复杂，但根据相关理论与实践经验，我们还是可以把它总结成五种纹理和两大类。

4. 五种纹理和两大类

五种纹理： 十字纹、交叉状纹、三角形纹、岛形纹、菱形纹。

两大类： 开放型纹理和闭合型纹理。

开放型纹理：×、－、#、*、｜。

闭合型纹理：□、△、◇、◎、○。

大纹理与小纹理的区分： 只在手诊九区的一个区域内出现，不超过本区域面积 1/3 的纹理，称为小纹理；超过本区域面积 1/3 的纹理，称为大纹理。

5. 病纹辨证基本规律

• 由开放型纹理发展成为闭合型纹理，表示病情由轻转重，病已形成。

• 由闭合型纹理发展成为开放型纹理，表示病情由重转轻，正在康复。

6. 开放型纹理

｜：纵切纹——衰弱的先兆。纵切纹出现在哪个地方，表明身体相应的脏腑正处于亚健康状态，且正在发生变化，也表明过度使用、轻度劳损、暂时性虚证。

－：横切纹——紊乱的开始。①轻度的气滞血瘀；②脏腑功能轻度紊乱；③该脏腑功能过度使用或劳损；④自我修复能力增强。

×：交叉状纹——变化的早期。①表示炎症初期，发展的概率比十字纹要高；②脏腑生理功能持续轻度下降或紊乱；③气滞血瘀仍在继续；④轻度器质性病变，是气阴两虚或气阴不足的表象；⑤劳损正在进行中。

交叉状纹的出现，大部分都与生活方式有关。虽然病情较轻，但不稳定，易反复，不易根治。

＊：米字纹——存在的发展。①重度亚健康；②脏腑组织发生了炎症；③气滞血瘀现象；④肿瘤正在扩散或发展；⑤劳损正在进行中；⑥脏腑组织增生正在发展；⑦代表手术的一些后遗症。

＃：井字纹——存在的变化。①虚证；②脏腑曾经受过损伤或功能下降的一种状态，病情时轻时重；③有炎症病灶，曾经发过病，但目前较稳定；④井字纹一般与慢性炎症有关，它表明炎症时间长，变化缓慢，不发生实质性变化，如出现在胆区，提示有炎症，无结石，严重时或病情反复时会向网格状纹发展。

7. 闭合型纹理

口：方格形纹——稳定的象征，手术的痕迹。①某一脏腑已经发生病变，目前病情稳定（包括炎症和功能的稳定期），但未彻底治愈；②脏腑器质功能的虚损状态；③手术后或脏腑意外损伤后出现；④气滞血瘀现象；⑤在主线出现时，表示某脏腑某一时段内出现了较重大的疾病或突发性疾病。常见于巽宫区，明堂的心区、脑区，坤宫区。

方格形纹为各种瘢痕（手术、外伤等诸因素所致）的掌纹表现，提示其功能区病情稳定或病情向好的方面发展。

△：三角形纹——劳损的标志。表明病情比井字纹轻，比十字纹重，向米字纹发展。病情变化慢，恢复也慢。

◇：菱形纹——变化、转变的表现。表明病情不稳定，易反复变化，治疗时不易控制。

○：圆形纹也叫环形纹，多与外伤有关。有时候，旧病复发或反复性疾病也多见。①手术后，正常凹陷，表示手术不成功；圆形凸起，表示局部组织粘连。②表示已经发生的疾病趋于稳定，见于意外损伤性疾病。

◎：岛形纹——肿瘤的先兆，衰弱的表现。小于绿豆为小岛，大于绿豆为大岛。

• 当岛形纹理与主线色一致时，所发生的病是陈旧性病变。

• 当岛形纹理与主线色不一致时，反映陈旧性疾病复发，是目前最主要的疾病。

• 凡有岛形纹理和岛形纹理内的皮肤颜色发紫、干枯者，是疾病恶化的标志。

• 颜色发白，属虚、寒；颜色发黄、发枯，为脏腑功能严重受损的标志。

（七）三大主线及异常表现

1. 掌上线

【名称】掌上线、远端横曲线、四指掌褶纹线、天线。

【标准】由手掌的打击缘（尺侧）小指下起，以弧形、反向抛物状伸向示指与中指之间下方，以深长、明晰、颜色红润、向下分支少为正常。

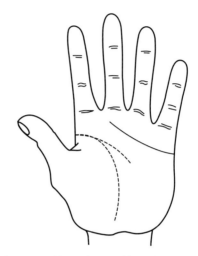

【意义】反映呼吸系统、消化系统、心脏、肝脏、视神经等的状况。

【疾病信号】

（1）掌上线紊乱呈链状，示呼吸道功能差，易患呼吸道疾病。

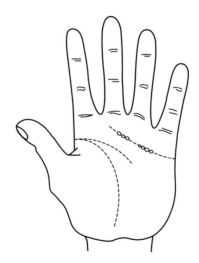

（2）掌上线一直走到示指与中指指缝内，提示此人自幼患有消化不良，青少年多见，成人提示脾胃病。

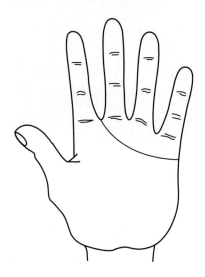

（3）掌上线通贯全掌，提示肾功能差。

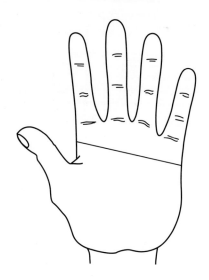

（4）掌上线一直走到巽宫，提示血压不稳定。

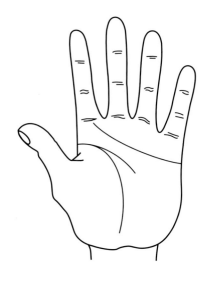

（5）掌上线走到巽宫后微微下压，提示神经衰弱。

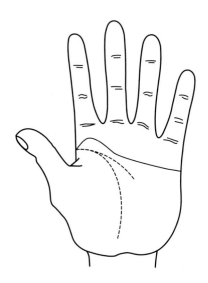

（6）掌上线走到环指下下垂，使碱区增大，提示此人患有低血压、胃下垂。

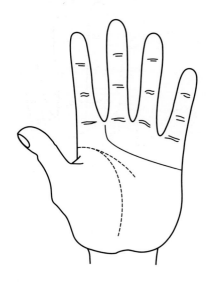

（7）掌上线末端上行到示指和中指指缝下，且在指缝内掌面处出现方形纹符号，提示此人患有慢性鼻炎。

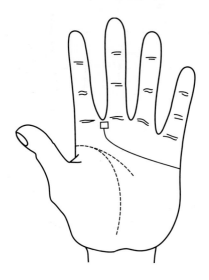

（8）掌上线末端分叉，且分叉纹正好被方形纹扣住，提示慢性咽炎。

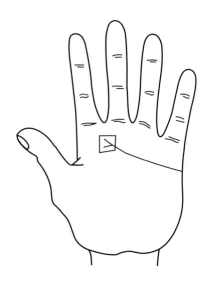

（9）掌上线起点有小岛纹符号，提示耳鸣。

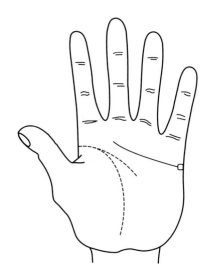

（10）掌上线在环指到小指段出现断裂，提示肝免疫功能较差，或是由于幼年患过严重的疾病而损伤肝脏，引起肝免疫功能异常。

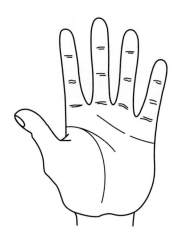

（11）掌上线在环指下有两条细线切过，提示血压不稳，偏高或偏低要结合酸、碱区来看。酸区大、碱区小者血压高（掌下线包绕的大鱼际区域为酸区，掌上线包绕的四指根部区为碱区），反之则血压低。若细线的两旁有脂肪隆起，多患有高脂血症。

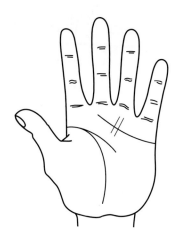

（12）掌上线与掌中线之间的间隔，称为方庭，反映肺活量和心脏供氧的情况。方庭狭窄，多表示肺活量较小，容易出现心肌供血不足的现象。

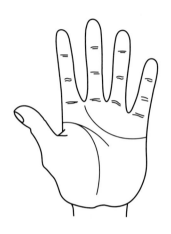

2. 掌中线

【名称】掌中线、近端横曲线、小鱼际抛物线、脑线、心线。

【标准】起于示指近关节腔的边缘，向小鱼际抛行，止于环指中垂线，抛物线最高点位于手掌中央，粗而长，明晰不断，颜色红润而有光泽，略微下垂，近掌心末端可有分支。

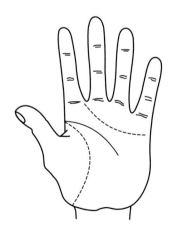

【意义】标准掌中线，表示身体健康，精力充沛，心情愉快。掌中线异常主要反映心血管系统、消化系统、神经系统以及精神状态方面的改变。

【疾病信号】

（1）过于平直的掌中线，提示其人固执，易动怒，易出现神经、血管性头痛。短而平直，提示进入老年期易患脑萎缩（心理学研究发现，性格耿直坦率，脾气急躁的人，掌中线较平直）。

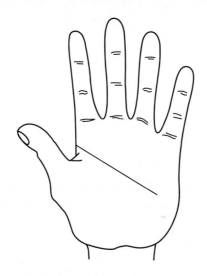

（2）过长的掌中线（末端长过环指中轴线），提示其人性格内向，易出现抑郁症，男性常患有神经衰弱导致的性功能下降，女性伴有内分泌紊乱导致的精神障碍。（心理学研究发现，有过长掌中线的人性格内向，易出现抑郁情绪）

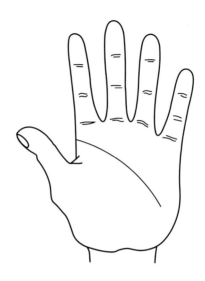

（3）掌中线过短，提示精力不足，易患头痛，大脑易疲劳。在一些癫痫患者手掌上也常可见到此纹。

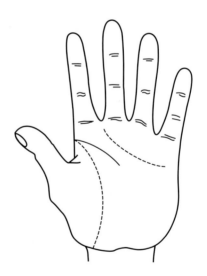

（4）掌中线起点与掌下线起点分开距离大，提示性格急躁，易生气动怒，女性常表现为白带过多，男性常阴囊潮湿。这种人无论男女，舌根位置的舌苔常常黄厚腻。

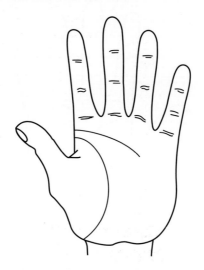

（5）掌中线走到中间分叉，提示脑供血不足，易患头痛。脑线在环指下分叉，提示神经衰弱，易患神经性头痛。

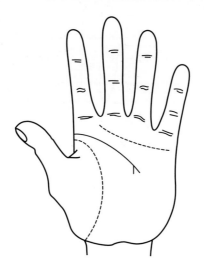

（6）掌中线中断，又有连接线，或掌中线上有方形纹符号，提示脑外伤史，易患受伤性头痛。

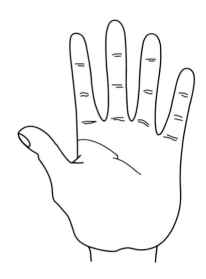

（7）掌中线上有干扰线、十字纹、米字纹，均提示头痛。

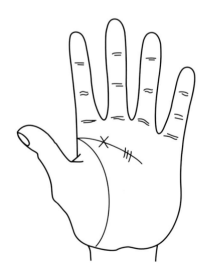

（8）掌中线附掌下线下行，提示易患神经衰弱、头痛、胃病。

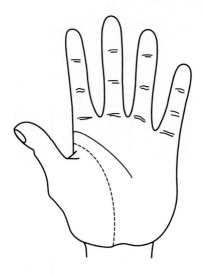

（9）掌中线中央有大岛纹符号，提示眩晕、梅尼埃病。

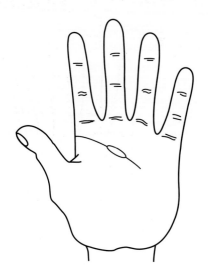

（10）掌中线中央出现小岛纹符号，提示近视。

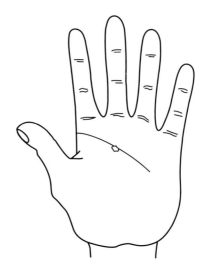

（11）双条掌中线，示其人大脑聪明，逻辑思维强。

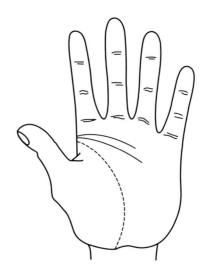

（12）掌中线从掌下线下方生出，提示易患神经衰弱、抑郁症。

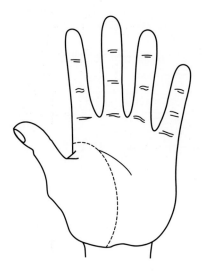

（13）掌中线上方有短的平行线出现，提示听力障碍或耳鸣。

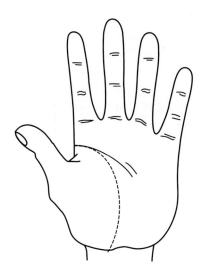

（14）掌中线所预示的健康状况，多数来自遗传。

3. 掌下线

【名称】掌下线、本能线、大鱼际曲线、大鱼际抛物线、地线。

【标准】起点位于示指指根线与拇指指根线中点，包绕整个拇指丘，自然走向手腕之处，刚好切过中指中垂线。深刻、明晰、饱满无间断分叉、不超过中指中垂线。

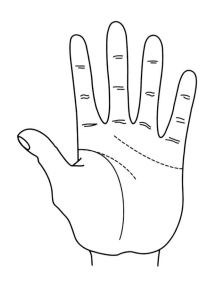

【意义】提示人的体质、精力、免疫功能、遗传状态、健康状态以及所患疾病的轻重情况。

【疾病信号】

（1）掌下线起点偏高（起点在示指指根线与拇指指根线中点连线的中间位置以上），示性格急躁，平素肝火旺，情绪易激动。易患高血压、胆囊疾病。

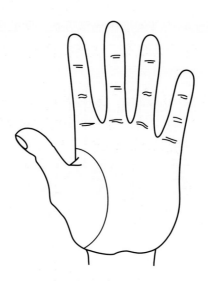

（2）掌下线起点偏低（起点在示指指根线与拇指指根线中点连线的中间位置以下），示性格温和，易疲倦，常常精力不足，表现为脾胃功能虚弱，血压偏低。不论男女，性功能差，易患不孕不育症。

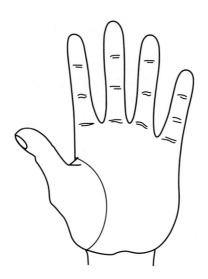

（3）掌下线走到中部向掌中明堂扩张，使酸区扩大，提示此人随着年龄的增长易患高血压病、高脂血症、脑卒中、心脏病。

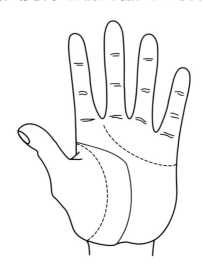

（4）掌下线只走到全程的一半突然中断消失，且末端有小分叉，提示此人有家族性脑出血病史。若双手均有此纹，临床意义更大。

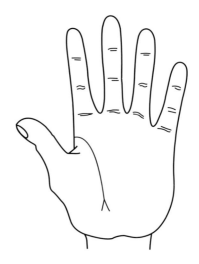

（5）掌下线只走到全程的一半突然中断消失，末端无分叉，提示此人有家族性肝硬化病史。

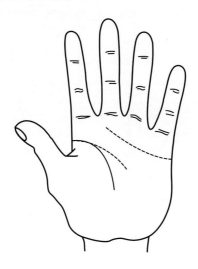

（6）掌下线只走到全长的 2/3，提示易患泌尿系结石，如尿路结石、肾结石，且有家族遗传史。少食草酸钙含量高的食品，如菠菜、油菜、海带等。

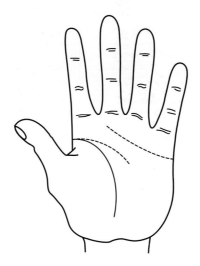

（7）掌下线中途断裂，提示年龄大的人要积极预防脑卒中。

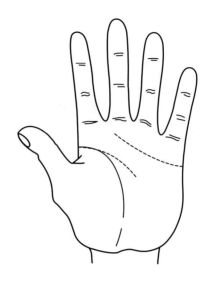

（8）掌下线中途变细弱，提示乏力、心肌梗死。临床若发现此类手掌，应积极防治保健。

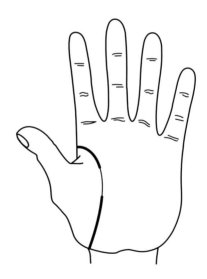

（9）掌下线呈锁链状，提示体质差，易患呼吸道疾病。

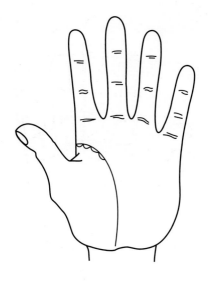

（10）掌下线内侧有一条短的平行线，提示慢性腹泻史。

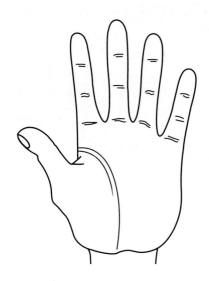

（11）掌下线内侧有一条起于掌下线的支线，提示随着年龄的增长易患手指麻痹。

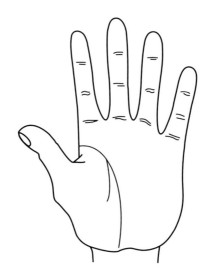

（12）掌下线中上部有大岛纹，提示肺结核。

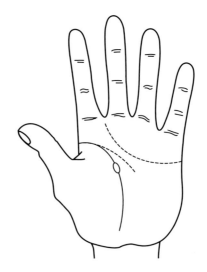

（13）掌下线末端分大叉纹，提示此人应积极预防关节炎。

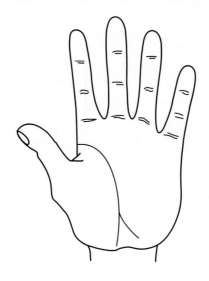

（14）掌下线末端有大岛纹符号，提示输卵管卵巢炎、腰痛。若左、右手均有大岛纹，女性提示妇科恶性疾病，男性提示腰痛、肾病、前列腺增生。

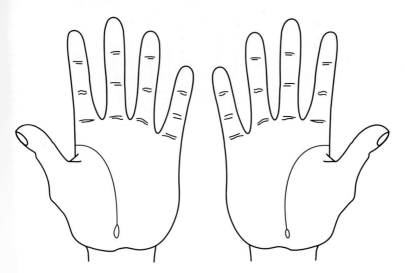

（15）掌下线末端有狭长岛纹，提示此人易疲劳、乏力。

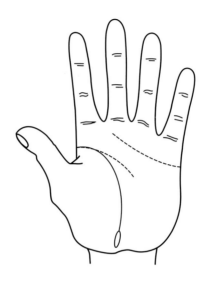

（16）掌下线末端靠坎宫处有明显的三角纹符号相切，男性提示慢性疝气病史，女性提示痛经史。

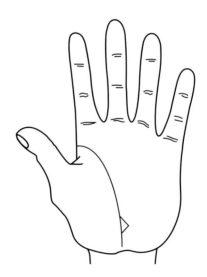

（17）若女性双手掌下线近末端有小岛纹符号，提示子宫肌瘤。

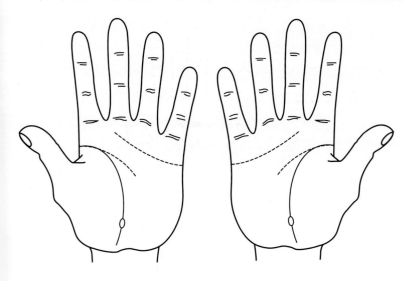

（18）掌下线末端分叉，分叉线上又有小岛纹，提示卵巢囊肿。

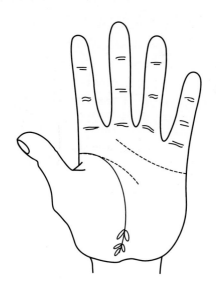

（八）手掌常见的异常纹

1. (非)健康线

【标准】(非)健康线是起于掌坎宫，斜走小指下坤宫方向处的一条斜行线，不接触大鱼际曲线为原则；向上不应插入掌上线，向下不应插入掌下线。

【意义】有(非)健康线提示身体不健康或处于亚健康状态，(非)健康线多见于劳心者或身体弱的人。

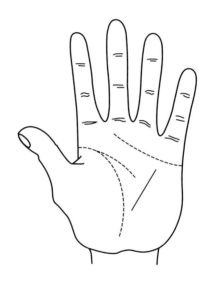

【疾病信号】

（1）若有(非)健康线且(非)健康线插入掌上线，均提示已有的疾病影响到了呼吸系统，或者呼吸系统的已有疾病影响到了肝脏的免疫功能。

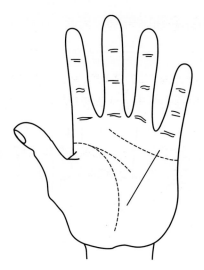

（2）（非）健康线插入掌下线，提示疾病影响到免疫系统，并有危及生命的危险。乳腺癌、肺癌、胃癌、肝癌患者，多见（非）健康线在掌下线尾部斜行切入，其线的深浅和掌下线相等。

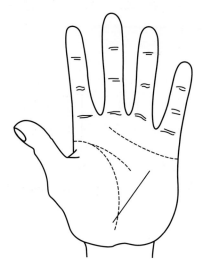

（3）特殊纹理的（非）健康线：大鱼际上的艮、震宫交界处出见一条较深的（非）健康线，表示患者有出血倾向，且治疗上止血

效果慢，患者往往凝血机制不良，因此，这条（非）健康线也称为"潜血线"，同时也提示此人已患有萎缩性胃炎。

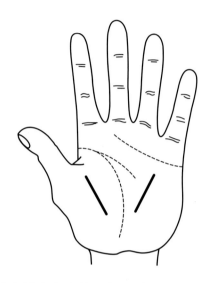

（4）（非）健康线上有岛纹，提示此人患有肝囊肿，或肝脏内有血管瘤；女性多提示肝大或乳腺增生。

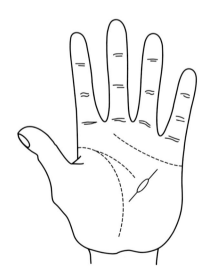

（5）（非）健康线同变异的肝分线相融合，提示此人肝脏有恶性疾病。

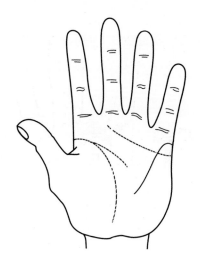

2. 玉柱线

【标准】玉柱线是由手腕中央向上，通过手掌的中心位置——掌心（即明堂）直达中指下方的纹线。此线细而浅、笔直而上、明晰不断、颜色粉红，线上无杂纹穿过、无色斑沉着为好。

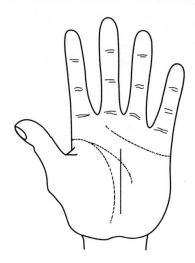

【意义】有玉柱线表示身体不健康，其线越深，健康状况越差。玉柱线主要提示心、肺功能的强弱。

【疾病信号】

（1）年轻人手上出现玉柱线，提示青少年时期体质状况差，易出现咳嗽、发热、感冒而导致心、肺功能减退，应经常进行有氧运动。

（2）有玉柱线提示中老年时患心血管疾病的概率升高。

（3）玉柱线向上至掌上线汇合流入示指与中指缝隙内，提示在患有心血管疾病的同时有消化功能较弱，大便失调，也常常见于心血管疾病伴有脂肪肝、胆囊炎等。

（4）玉柱线低矮、弯曲，提示体质差。

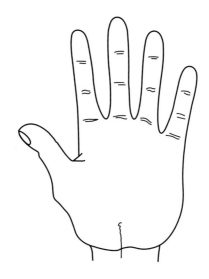

（5）玉柱线又红又深，并穿进中指，即玉柱线过长，提示心脏病，此类人往往事业心较强，常劳心过度。

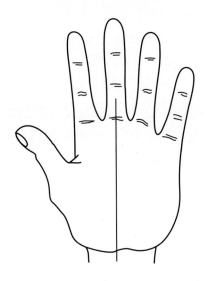

（6）玉柱线走到掌心，其末端形成一个竖形小长岛纹符号，提示胃下垂。手指长于手掌，也提示胃下垂。

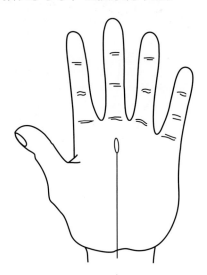

（7）玉柱线下端有竖形小岛纹符号出现，提示此人患有痔。

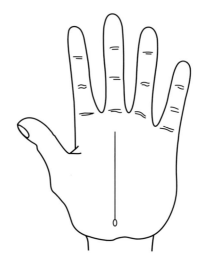

（8）玉柱线下端呈人字形，示其人善于管理自己，钟爱自己而不易生病。就是说有此掌纹的人，关心爱惜自己的身体健康高于一切。（只有爱惜自己身心健康的人，才能爱护体贴他人的生命和疾苦）

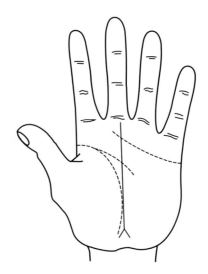

3. 太阳线

【标准】太阳线是一条位于环指下的竖线，一般由掌中线末端部位起，穿过掌上线，伸向环指方向，此线据临床观察，多与血压的高低有关系。

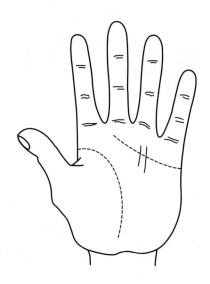

【意义】太阳线与血压有关，与人的气质、精神状态有关。

【疾病信号】

（1）太阳线旁边出现"米"字状纹，提示高血压伴有心肌供血不足。

（2）太阳线切过掌上线，提示高血压。

（3）太阳线形成，但未切过掌上线，提示低血压。

（4）有明显的太阳线，且旁有血脂丘隆起，提示高血压伴有高脂血症。

（5）有几条短而弱的太阳线或者有两条太阳线被两条干扰线所干扰，形成一个"井"字纹，提示血压偏低。

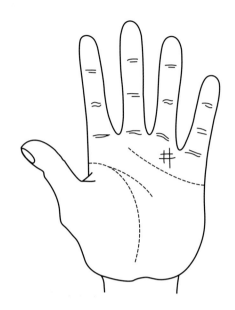

（6）太阳线上有小岛纹，提示视神经障碍。

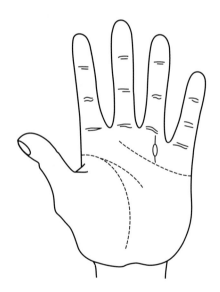

（7）有明显发达的太阳线，提示要预防颈椎病。同时四指并拢时，指缝下有明显的脂肪丘，提示高血压。此类高血压是由颈椎病引起的，血压往往不稳定。

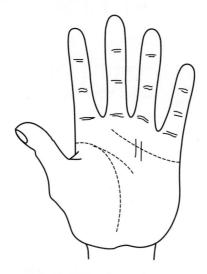

（8）一条太阳线被三条干扰线干扰，形成一个"丰"字纹，提示此人患有慢性支气管炎。

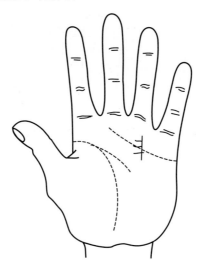

（9）太阳线末端形成一个大十字纹、米字纹，提示要预防突发性脑血管病。

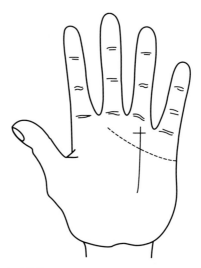

4. 放纵线、远游线

【标准】小鱼际处有一条或数条朝掌下线方向走向的横纹线，腕横纹上 1~2 厘米处，是一条短横线，一般人少见。

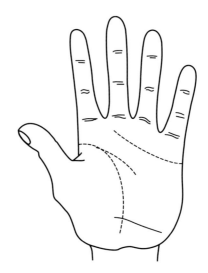

【意义】有此线者提示日常生活不规律或长期熬夜，以及糖尿病。

【疾病信号】这种线的出现多提示生活不规律，长期熬夜，身心劳瘁，体力消耗过度、起居不节、嗜酒，长期服用催眠药、麻醉品。

（1）弯曲的放纵线，提示生活不规律。

（2）放纵线呈断断续续状，提示长期失眠多梦。

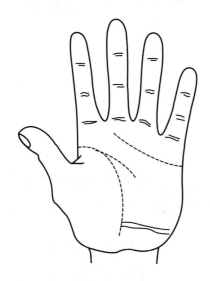

（3）小儿有明显的放纵线，示睡眠质量差或入睡比较困难，多见于经常夜啼，或长时间喜欢俯卧睡觉。

（4）肥胖之人有一条明显的放纵线，提示营养过剩，应积极预防高脂血症、脂肪肝、糖尿病。

（5）有两三条明显的放纵线，提示糖尿病。

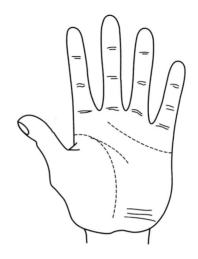

5. 过敏线、金星环

【标准】起于示指与中指指缝间，以弧形延伸到环指与小指指缝间。

【意义】提示过敏体质，易患皮肤与呼吸道过敏性疾病及药物过敏。

【疾病信号】

（1）有多条过敏线出现，提示肝脏免疫功能低下导致过敏反应。

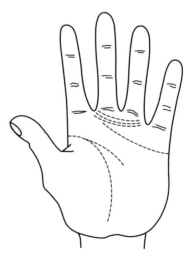

（2）若过敏线无论从何方生出，走不到位（无法连接到一起），则无过敏诊断意义。若两边均生出但中间有写行书样的连接状（多条不规则的线），提示有过敏诊断价值。

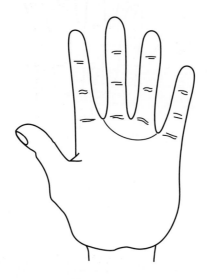

（3）过敏线有两条，或者标准的一条，提示此人为过敏体质。

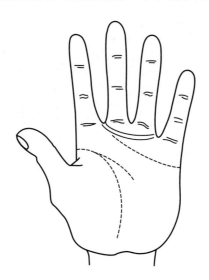

（4）过敏线中央有规则或不规则的小岛纹符号，提示此人患有甲状腺功能亢进症。

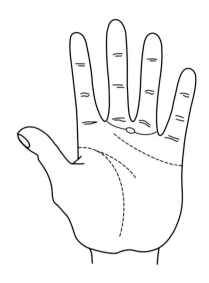

（5）过敏线在小指、环指指缝掌面处有方形纹符号，提示此人有脑内伤史。

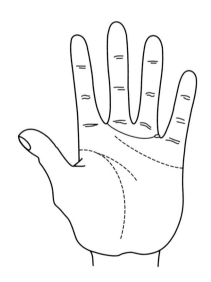

6. 土星线

【标准】在中指掌指褶纹下，为一弧形半月圆。

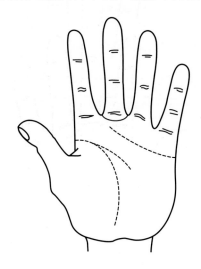

【意义】提示情绪变化，近期心情压抑而造成肝气不疏。

【疾病信号】

（1）有明显而深刻的土星线，提示常年有精神压力导致的心理紧张。

（2）双手均有土星环，提示长期心情不好，肝气不疏。女性出现此纹，对排卵有抑制作用，影响妊娠。

（3）土星环内凹陷，提示严重肝气不疏，若有青筋浮现，提示头痛、头晕。

7. 性线

【标准】在小指下掌面掌上线上方有两三条平直清晰的掌纹，标准的性线不超过小指中垂线。

【意义】与人的性生活、性功能、泌尿生殖系统有关。有标准的二三条性线，且不分叉，无干扰线，示夫妻生活美满，泌尿生殖系统健康。

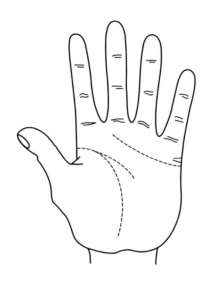

【疾病信号】

（1）无性线，或者浅浅一条，男性示少精、无精、死精症；女性示月经不调、子宫发育不良，不孕症。（男性眉毛短，牙齿过白，示早泄。若患者眉高，耳高，示肾气充盛，易治。两者均为先天肾之外华。）

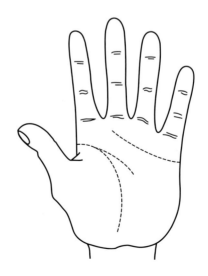

（2）性线被众多干扰线所干扰呈网状，提示此人有泌尿系统感染病史。

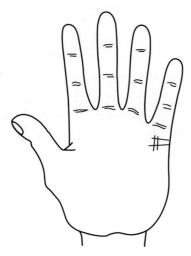

（3）性线末端分叉，提示性生活常常得不到满足，或性功能减退。在一些夫妻长期分居，或者夫妻一方经常外出者的手上，常可看到这样的掌纹。经临床验证，在未婚青年手上如果出现这样的掌纹，提示早恋。

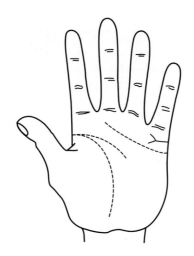

（4）性线末端分叉，叉纹又弯走向掌心，提示腰痛。或者配偶长期被病魔缠绕致夫妻生活不协调。

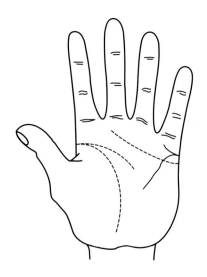

（5）有明显的一条性线延长到小指与环指指缝下，不论男女，易患不孕不育症。

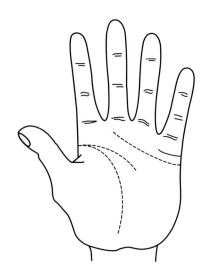

（6）性线接近掌上线，提示早婚而导致腰痛。

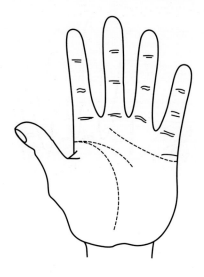

（7）性线接近小指根，提示最好晚婚。

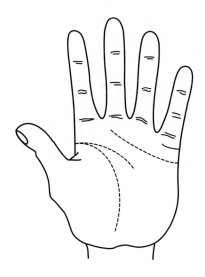

（8）性线微微下压，提示肾虚耳鸣。

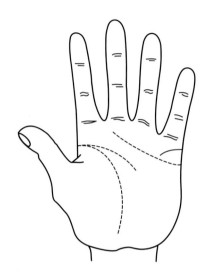

（9）性线下压幅度大，直至掌心位置，提示肾虚要比前者重，多表现为肾虚腰痛。

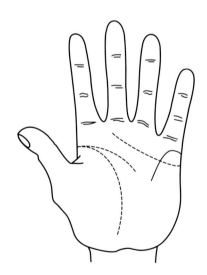

8. 肝分线

【标准】性线延长超过环指中垂线之线，叫肝分线，也称酒线。

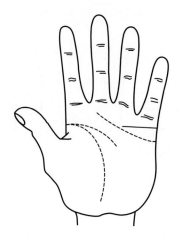

【意义】此线多提示过量饮酒或药物中毒而导致肝脏解毒功能下降。有此线之人多嗜酒，但一饮即醉，故肝分线也称酒线。另外，关节炎、痛风患者，接触麻醉品、毒品的人也常见到此纹。临床研究发现，父母一方肝功能有疾患，子女也有此线。

【疾病信号】

（1）肝分线延长走到中指下掌上线上，提示此人患有关节炎。

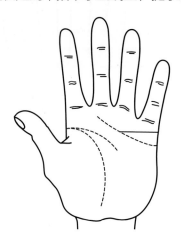

（2）肝分线上有不规则岛纹，提示此人暴饮酒，导致肝功能下降。

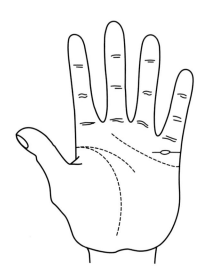

（3）肝分线上有数条干扰线，提示此人有肝炎病史。

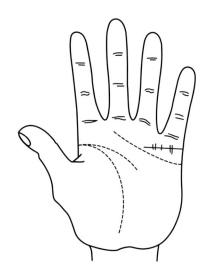

（4）肝分线变粗，一直走到拇指，提示肝脏疾病有恶变倾向。

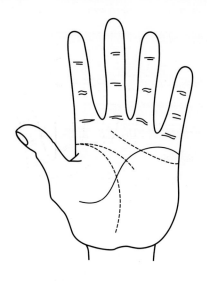

9. 悉尼线

【标准】掌中线延长至打击缘的线叫悉尼线，在 1970 年前后，掌纹研究者在澳大利亚的悉尼市发现的一种特异的掌纹。

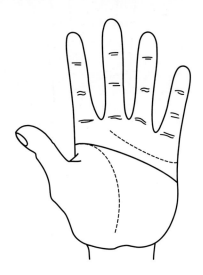

【意义】临床观察在肝癌、血液病、糖尿病、妇科癌症、牛皮癣等身体功能异常之人手上常见到此纹。若发现悉尼线上有岛纹，提示患者高度重视，无论目前的感觉如何！

【疾病信号】

（1）先天就有悉尼线的人，提示有免疫性疾病家族遗传倾向，应终生保健，避免发生重大疾病。

（2）对于后天形成的悉尼线，若是儿童，提示幼年有高热病史，或患过过敏性紫癜。

（3）成年人渐渐形成的悉尼线或者线末有大岛纹，患者要高度重视，往往提示体内将发生恶性肿瘤。

10. 通贯掌

【标准】通贯掌就是掌上线、掌中线合在一起的掌纹，也称断掌、转道纹。

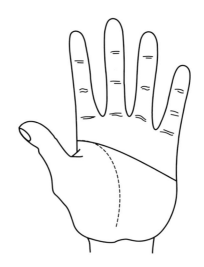

【意义】此线与遗传有关。

【疾病信号】临床观察有通贯掌的人情绪易波动、暴躁、自挖能力差。由于情绪不稳定，所以，有通贯掌的人容易患头痛。

11. 干扰线，又称"障碍线"

【标准】横切各主线或辅线的不正常纹线，位置不固定。

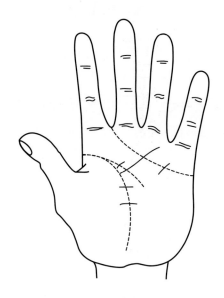

【意义】这条线可以反映近期身体状况的好坏，以及对应处脏腑的健康情况；干扰线现在皮纹学上称为"白线"，它是最不稳定的线，观察它的"浮沉消长"可以判断疾病的"急缓进退"，也可以观察治疗的效果。

【疾病信号】

（1）出现 2~3 厘米的干扰线切过掌上线、掌中线、掌下线三条主线，提示有慢性消耗性疾病侵犯身体。

（2）有多条干扰线切过掌上线，提示慢性支气管炎。

（3）手上突然出现大量的干扰线，提示近期常有饮食不规律，熬夜或工作压力大的情况。

（4）切断掌下线的障碍线，位于环指下方，或延伸到心脏线，提示患有心脏病，若同时心脏线正对障碍线的末端有岛纹或斑点，则对心脏病的诊断意义会更大。

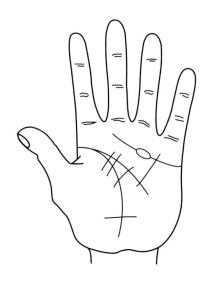

　　（5）障碍线呈弓形，横跨掌中线和掌下线，提示因饮食不节引起肠胃病，或转为慢性，使消化吸收功能障碍。

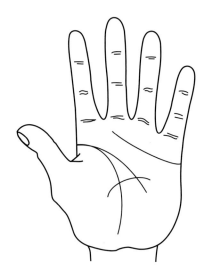

（6）从拇指根部向手掌中心呈放射状延伸的障碍线，提示有七情内伤，常常因操劳与烦恼带来体内的病理变化，该障碍线越多越有诊断意义。

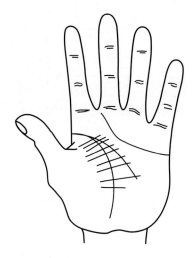

（7）掌上线和掌中线相距较近，造成方庭狭窄，同时有障碍线止于掌中线，提示易患肺及气管病变，方庭狭小常说明肺活量不足。

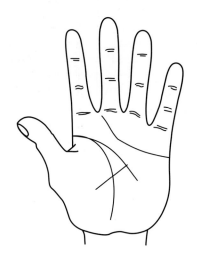

（8）障碍线在掌中线处呈深重横线一直延伸到掌下线，提示肠胃病有加重的趋势。

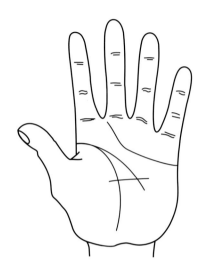

（9）月丘下方出现格子纹或十字纹，同时掌下线上有与其纹相对的障碍线，提示患有肾病或妇科病。

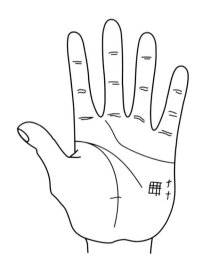

（九）先天遗传的异常纹

1. **过敏体质——过敏线**　也称金星环，是连接示、中二指指缝与小指、环指指缝之间的弧形连线。

有此线提示属于过敏体质，易患药物过敏或皮肤、呼吸道过敏。过敏线无论从何方生出，走不到位，则不可定为过敏体质。若两边均生出但中间有写行书样连接，提示为过敏体质。

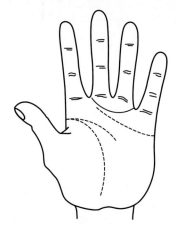

2. **高血压——太阳线**　即环指下有一两条穿过掌上线之竖线。它代表血压增高，也代表人的气质、呼吸系统、精神状态等。

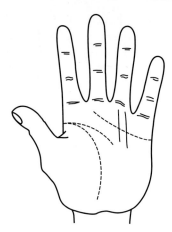

3. 肾虚、不孕不育——性线　即小指下掌打击缘从掌上线上侧生出两三条、平直清晰而不间断之掌纹。标准的性线长度应不超过小指中垂线，它与人的性生活，泌尿、生殖系统有关。若性线长度超过小指中垂线，同时向掌上线下垂，提示肾虚；若性线过短或无性线，提示不孕不育。

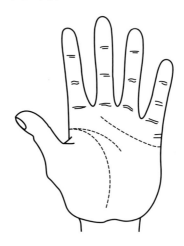

4. 生殖功能——生殖线　即掌上线起端呈根须状的纹线，有生殖线说明生殖功能旺盛。

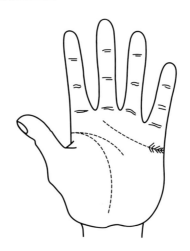

5. 长寿基因——长寿线　手腕线即手腕处两条横线，代表生殖功能。多年临床研究发现，若一个人手腕线为三道者，为长寿家族后裔；若出现四道手腕线者，提示此人家族有 90 岁以上老人；若出现五道手腕线者，提示此人家族有 100 岁以上老人。

如果靠手掌手腕线上有星字纹符号，或手腕线残缺不全，或呈标准的链状纹或手腕处有几条静脉浮露，提示肾及生殖功能差，女性易患妇科炎症。

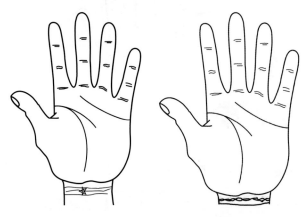

6. 心脏遗传疾病——贯桥线　即承接掌中线和掌上线之连线。有此线，提示有心脏功能障碍。

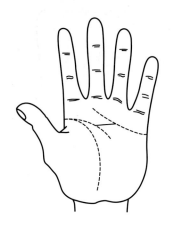

7. 易过耗脑——孔子目纹 孔子目纹即拇指第一节和指背对应处有眼状纹，其他四指末端第一节有双条指节纹。有此纹代表其人聪明，知识分子多有此纹。

若拇指节纹只有一道，拇指第二指节面有一两条同样的明显横纹，也可作为孔子目纹看待。

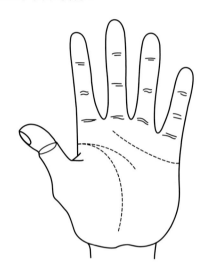

8. 恶性遗传疾病——悉尼线 即掌中线延长至打击缘的线。20世纪70年代，有掌纹研究者在澳大利亚的悉尼市发现的一种特异变化的掌屈褶纹。

临床代表各种恶性疾病信号，若发现双手均有悉尼线，线末端又有岛纹，提示要高度重视，及时观察其手掌变化来指导患者去医院的某一科室检查。

若儿童双手有悉尼线，提示发热致使智力发育受到影响或易患过敏性紫癜。

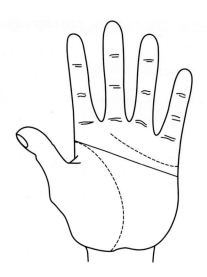

9. **基因相似性——通贯掌**　就是掌上线、掌中线融合在一起的掌纹，也称断掌、转道纹。

此线与遗传有关，代表人的体质、智力、寿命及疾病的发展状况与父母中的一人完全相似。有此线的人往往在艺术方面有天赋，但易患头痛。

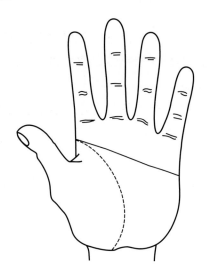

10. **家族性肝硬化线**　掌下线走到一半，突然消失，提示家族性肝硬化病史。

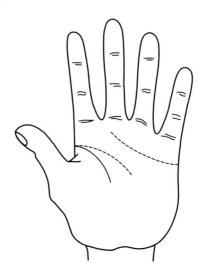

11. **家族性脑出血线**　掌下线走到全程的一半，末端分小叉纹，提示家族性脑出血病史。

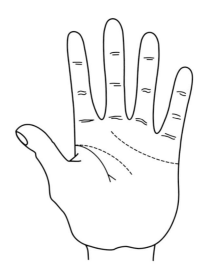

12. **家族性高血压线**　指甲半月弧大于全指甲的五分之二，提示为家族遗传性高血压。

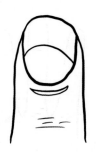

（十）后天损伤的异常纹

1. **生活过度——放纵线**　即小鱼际处有一条朝掌下线方向走行的横线。它提示性生活过度，长时间体力消耗，生活不规律或长期熬夜，或接触过毒品、麻醉品。若小儿有放纵线，提示夜啼或长时间俯卧睡觉。

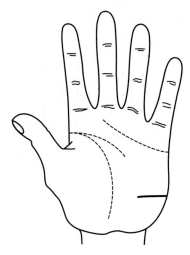

2. **房事过频——异性线**　靠手掌打击缘掌面上，有倒"丫"字纹，称为异性线。青年人如果双手掌均有众多倒丫字纹，提示

房事过频，应提防泌尿系统感染。男性性生活后，耳垂发青，提示房事过频所致。

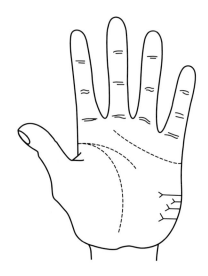

3. 肾虚——性线　即小指下掌打击缘从掌上线上侧生出两三条、平直清晰而不间断之掌纹。标准的性线长度应不超过小指中垂线，它与人的性生活，泌尿、生殖系统有关。

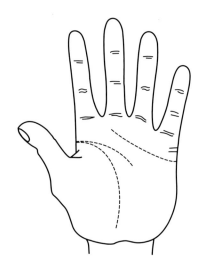

4. 过量饮酒——肝分线　即性线延长超过环指中垂线，也称酒线。有此线提示过量饮酒导致肝功能障碍。关节炎、痛风患者也可见到此线，接触毒品及肝脏疾病患者常见此线。

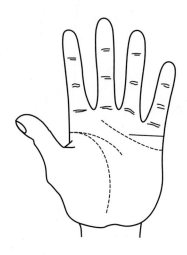

5. 免疫力下降——不健康线　即掌下线下方出现斜的干扰线同非健康线合为一起而延长到小指下方。有此线提示此人免疫力严重下降。临床上在红斑狼疮患者手上多能见到此线，尤以女性多见。

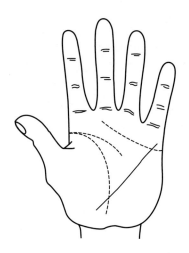

（十一）常见疾病的异常纹

1. **脑卒中**　掌下线中途出现断裂，提示应积极预防脑卒中。

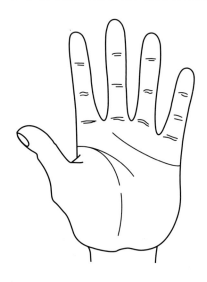

2. **低血压**　太阳线短弱，或有两条太阳线被两条干扰线所干扰，呈一个井字纹形状，提示低血压。

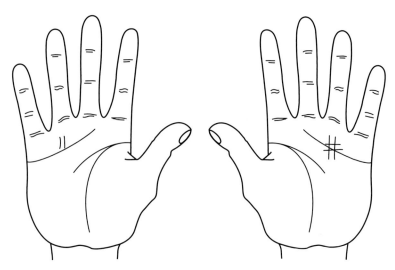

3. 颈椎病　若有明显的颈椎线，即掌中线尾端分出一条向小指延伸的线，提示患者有严重的颈椎病。

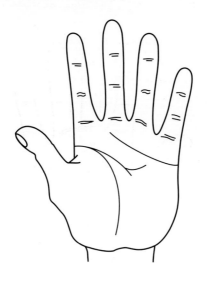

4. 胆囊炎　右手示指下掌面巽宫有明显的"十"字纹符号，提示胆囊炎、胆囊息肉。

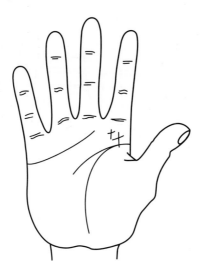

5. 胆囊结石 右手掌示指下掌面巽宫有明显的"田、井、米"字纹，提示胆囊结石。若此位呈凹陷状，提示胆囊切除史。

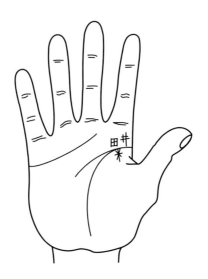

6. 神经衰弱 掌上线走到末端后下行，提示神经衰弱。

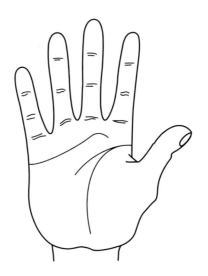

7. 鼻咽炎 掌上线末端有方形纹符号或有大岛纹，提示患有鼻炎；若此岛纹与主线一样粗，提示应积极预防鼻癌。

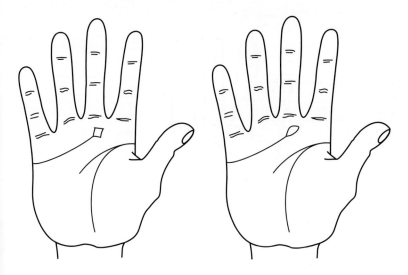

示指与中指指缝处出现方形纹或异常符号，提示鼻咽炎。

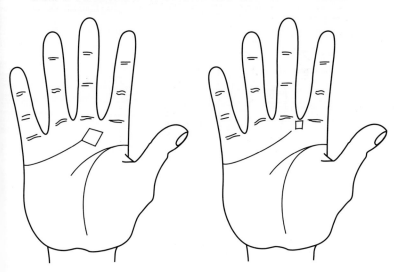

8. 咽炎　掌上线末端分叉，叉纹又被小方形纹叩住，提示咽炎；若此方形纹如同主线一样粗而明显，提示喉癌。

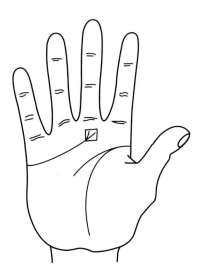

9. 支气管炎　掌上线末端有数条干扰线，提示慢性支气管炎。

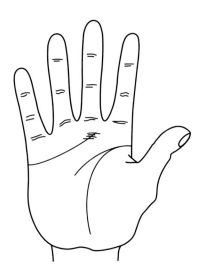

10. **胃炎** 掌下线中央震宫处有较浅的横凹沟，提示慢性胃炎、消化不良；若震宫有较深的横凹沟，提示萎缩性胃炎。

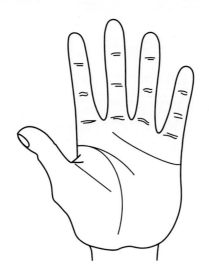

11. **肠炎** 掌下线内侧有长细副线紧贴掌下线，提示慢性腹泻、慢性肠炎。

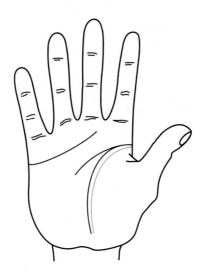

12. 不孕不育　无性线和生殖线，无论男女，手掌只有一条孤单性线延长到小指和环指指缝下，提示不孕不育症。

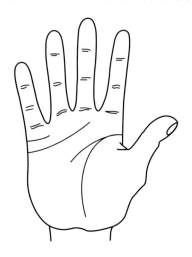

（十二）五脏虚弱的异常纹

1. 成年人手掌方庭内有明显的"十"字纹，提示心律不齐；手掌方庭内有明显的"丰"字纹，或有"十"字纹跟主线一样粗，提示冠心病。

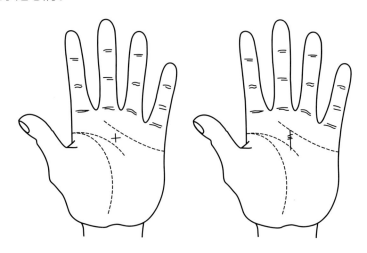

2. 有明显的肝分线，提示肝损伤；或肝分线上有岛纹，多提示暴饮酒伤肝、肝解酒的功能下降，这类患者不仅酒量不及以前，且很容易醉。

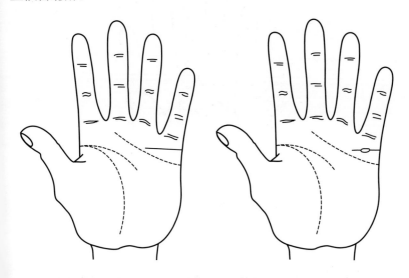

3. 非健康线上有岛纹符号，提示肝囊肿或乳腺增生。

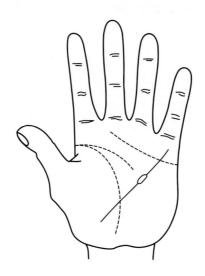

4. 掌上线呈锁链状纹，提示此人自幼呼吸系统功能差。

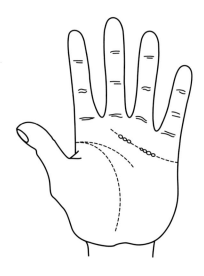

5. 掌上线起端出现小岛纹符号，提示肾虚耳鸣。

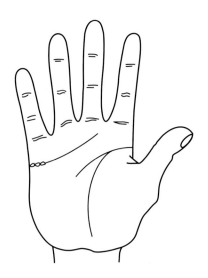

6. 性线末端微微下压，提示肾虚耳鸣。

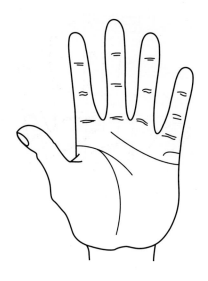

7. 性线下压幅度大，一直延长到掌心位置，说明肾虚比较严重，提示肾虚腰痛。

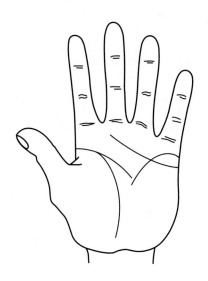

（十三）生殖系统疾病的异常纹

1. 女性掌下线与掌中线起点分开距离大，呈"川"字形掌纹，提示易患带下病。

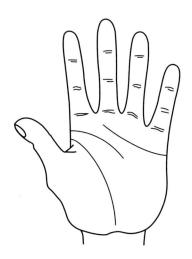

2. 女性掌下线末端外侧有一个明显的三角纹符号，提示有痛经史。

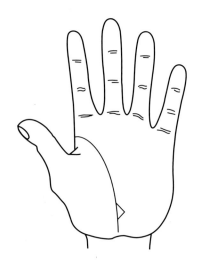

3. 手掌掌下线末端纹路杂乱，或性线被众多干扰线干扰，呈网状结构，均提示月经不调、妇科炎症。

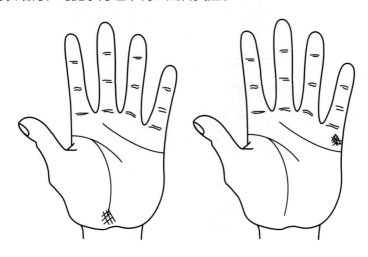

4. 掌下线末端有一两个小岛纹符号，提示子宫肌瘤。若症状明显时，此部位一般会出现比掌面颜色深的异常小斑块。让患者自然站立，双腿伸直，双膝盖紧靠，而双脚掌不能正常合在一起，临床价值大。

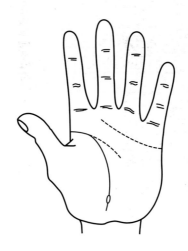

5. 女性双手掌下线末端均有大岛纹，提示妇科恶性疾病。

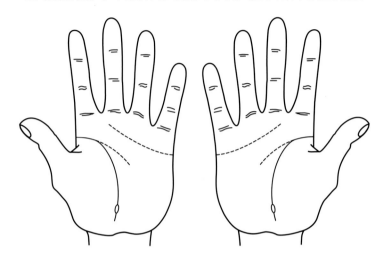

6. 掌下线末端地丘处或掌下线支线上同时形成几个长小岛纹，提示卵巢囊肿。岛纹在靠拇指侧，提示病灶在身体对应的左侧；岛纹在掌下线外侧地丘处，提示病灶在身体对应的右侧。

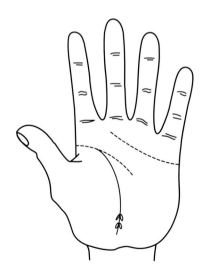

耳诊

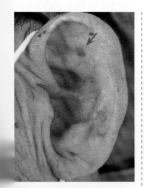

耳部骶椎区黄斑——骶部疼痛

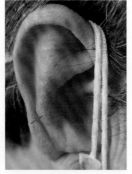

耳部对耳轮体部黄斑——后背疼痛

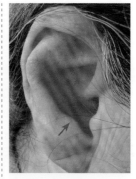

耳部对耳屏低平——脑白质脱髓鞘样改变

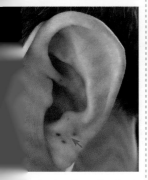

耳部额区、枕区黑斑——经常头痛

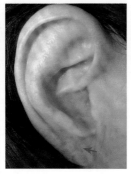

耳部耳垂区发暗，多个暗斑——头痛，脑血管病家族遗传病史

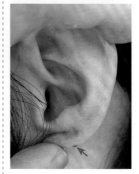

耳部耳垂区后外侧黑斑——耳鸣

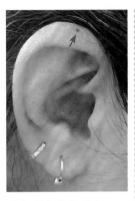

耳部耳尖区小黑点——
小时候经常高热，家族
性肺病史

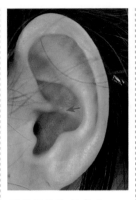

耳部耳轮脚部有痘——
近期易呃逆

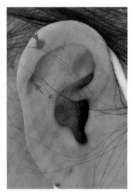

耳部耳轮结节黑斑——
肝功能差；腕区黑斑——
腕关节陈旧性损伤

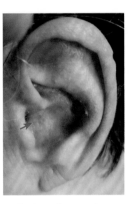

耳部肺区片状凹陷——
慢性阻塞性肺疾病

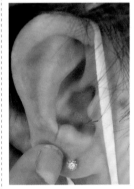

耳部肺区有黑斑——
肺部炎症

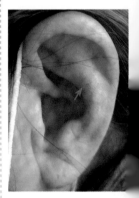

耳部腹区黄斑——腹
胀，因膀胱癌术后
年、胃肠息肉切除术
后 3 年导致

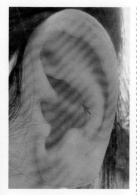

耳部肝区凹陷——肝功能差

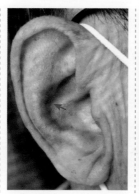

耳部肝区大黑斑——肝癌换肝术后9年

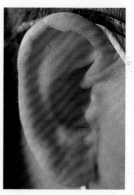

耳轮结节凹陷——肝功能不好，乙型肝炎病毒携带者，氨基转移酶高

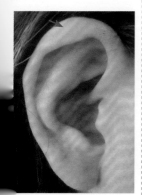

耳轮结节宽大——肝功能强，体力好

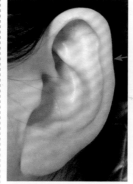

耳轮结节内陷——肝功能差

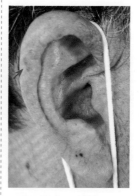

耳轮结节小黑斑——情志不畅

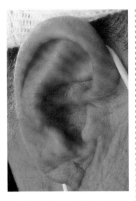

耳部冠脉沟出现——
2006年曾患心肌梗死

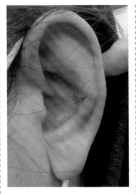

耳部肩关节区青筋突
起——肩关节外伤

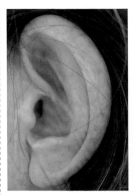

耳部交感区黄斑——
血压波动

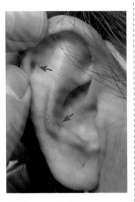

耳部颈区黑斑——甲
状腺结节；耳部肝阳区
黑斑——情志不畅

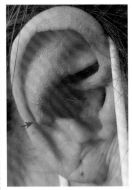

耳部颈椎区突起——
颈椎病，全头痛；支气
管区小突起——慢性
支气管炎

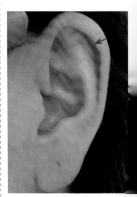

耳部髋关节区青筋明
显——髋关节不适

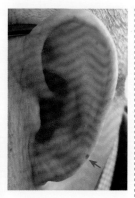

耳部轮5区肿瘤特异区黄斑——肿瘤家族史，父母肺癌去世

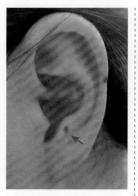

耳部脑区黑斑——头痛，神经衰弱，眩晕

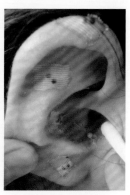

耳部内分泌区脓疱——内分泌失调，痛经

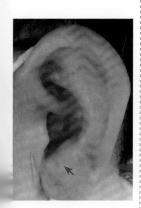

耳部颞区黄斑——种植牙过敏，后全部拔除

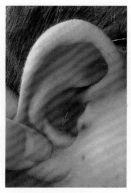

耳部皮质下区小黑斑——脑外伤史

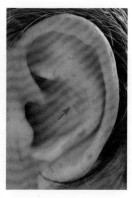

耳部脾区黄斑——脾胃功能差

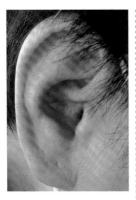

耳部乳腺区小黑斑——
乳腺癌术后 3 年

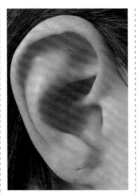

耳部三角窝区凹陷——
不孕症 10 年

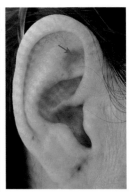

耳部三角窝区淡红——
盆腔炎

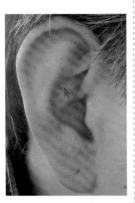

耳部三角窝区红血
丝——痛经史，子宫
腺肌病；肾区暗斑——
IgA 肾病 10 余年

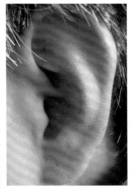

耳部三角窝区红血
丝——子宫腺肌病

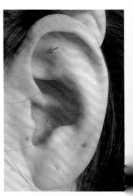

耳部三角窝区小突
起——子宫肌瘤

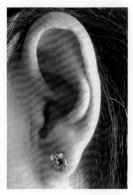

耳部三角窝圆形黄斑——盆腔肿物

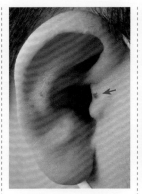

耳部上屏尖黑斑——疼痛敏感，皮肤瘙痒症，遇冷遇热皆敏感

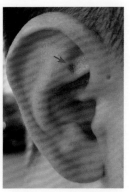

耳部神门区黄黑斑——神经衰弱

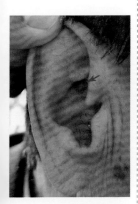

耳部肾区大黑斑——肾功能下降，不明原因消瘦，体重下降

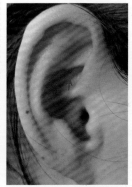

耳部肾区小黑点——肾功能下降

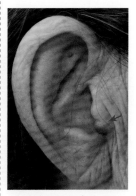

耳部肾上腺区有痣——肾上腺功能差

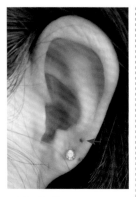

耳部锁骨区黑斑——后背外伤，伤及锁骨

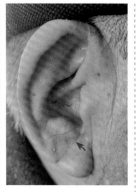

耳部胃区黑斑——慢性胃炎；冠脉沟出现——冠心病

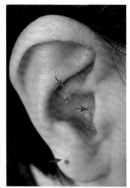

耳部胃区脱屑——胃部不适；支气管区脱屑——慢性支气管炎；内耳区黑斑——耳鸣

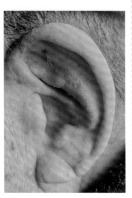

耳部膝关节区黑斑——膝关节疼痛

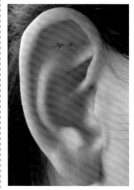

耳部膝关节区黄斑——膝关节疼痛，下肢凉

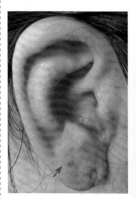

耳部下颌区有黄斑——下颌下腺肿瘤

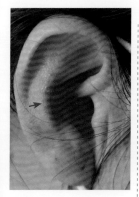

耳部胸区片状黄斑——
胸闷、心慌

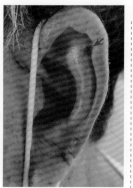

耳部腰骶椎区黑斑——
腰椎外伤史

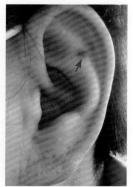

耳部腰骶椎区黄斑——
腰痛多年

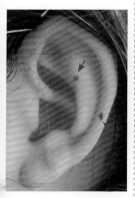

耳部腰骶椎区黑斑——
腰痛；耳轮3区黑斑——
腰骶部外伤史

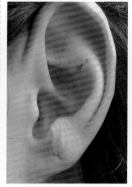

耳部腰骶椎区黄斑——
肾虚腰痛

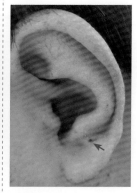

耳部枕区黑斑——后
头痛

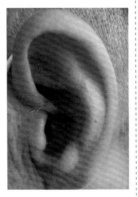

耳部直肠区有突起——
痔，便秘

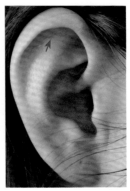

耳部指区、腕区红血
丝——手腕疼痛

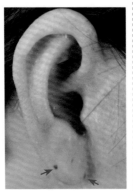

耳垂下颌区黑斑——
下颌除皱手术后；扁桃
体区黑斑——慢性扁
桃体炎

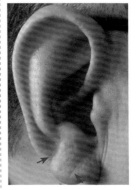

冠脉沟出现——冠心
病；耳鸣线出现——耳
鸣

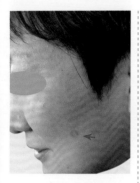

大肠区有圆形黑斑——长期腹痛,大肠息肉

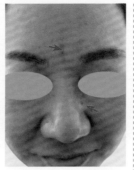

胆区黑斑——胆囊息肉;脑区竖纹——脑动脉硬化

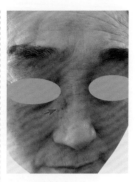

胆区黑斑成片——胆石症并胆囊炎

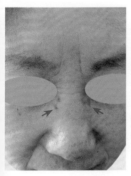

胆区黄斑——肝胆异物

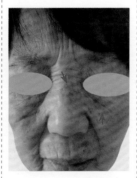

胆区有黄斑——胆囊功能差;肝区有片状黄斑——肝血管瘤

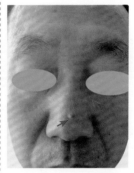

胆区有突起——胆石症;脾胃区有圆形突起——胃间质瘤

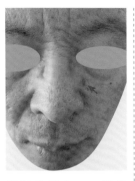

肝胆区黑斑——肝移植术后8年

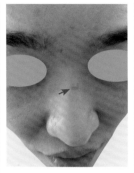

肝区黄斑——情志不畅致失眠5年

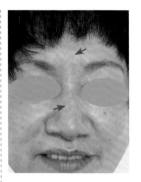

肝区片状黑斑——消化不良；脑区纵纹、心区横纹——冠状动脉、脑动脉硬化

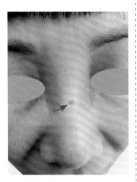

肝区小突起——宫颈癌术后1年，放射治疗、化学治疗后肝损害

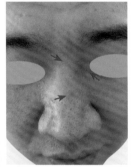

肝区有淡红斑——肝功能损伤，过敏体质；左侧胸区凹陷，心区横纹——遗传性心脏病史，母亲患有心脏病，本人心悸

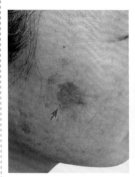

肝肾交界处色素沉着——臀至膝部不适

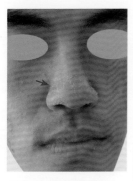

面部脾胃区脱屑——脓疱病，消化功能差

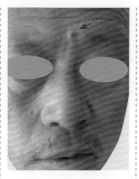

脑区小突起——面瘫4天，基底动脉瘤

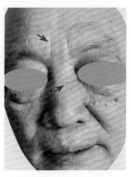

脑区竖纹——脑动脉硬化，头晕；肝区有小痘状突起——肝内血管瘤

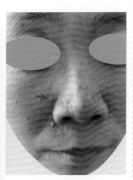

面部脾胃区脱屑——牛皮癣

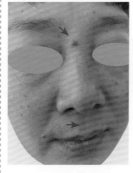

人中沟浅——痛经，子宫腺肌病；心区黑痣——心脏二尖瓣关闭不全

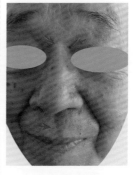

人中沟有淡色斑——前列腺癌术后4年；胸区有黑斑，心区狭窄——心房颤动3年，双侧冠状动脉堵塞

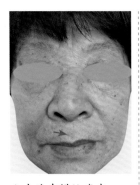

人中沟有横纹存在——
卵巢癌术后

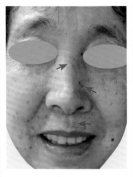

人中沟有红暗相兼
斑——子宫全切18年；
心区黑斑——早搏；胆
区黑斑——胆囊功能差

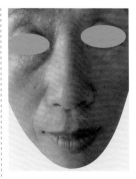

人中沟变浅、低平，
微发红——更年期综
合征

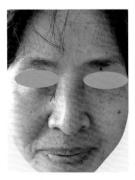

乳区有黄斑——乳腺
癌切除术后6年；肝区
有片状黄斑——乳腺
癌复发，肝转移

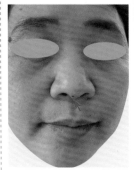

鼻尖下黑痣——乳腺
癌术后3年，难受孕

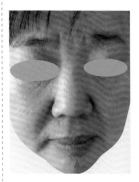

生殖区内有黄斑——
卵巢囊肿，白带多，腹
痛，腹胀

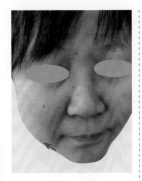

生殖区有小黑斑——
子宫肌瘤

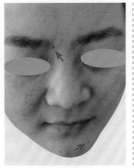

生殖区有小黄斑——
多囊卵巢综合征；脑区
有黑斑——脑部外伤
史

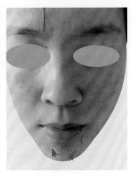

下颌部痤疮多发——
肾虚耳鸣，盆腔炎，
腹部凉

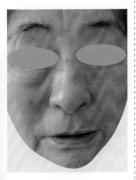

小肠区大黑斑——腹
胀；膀胱区凹陷——膀
胱癌术后9年

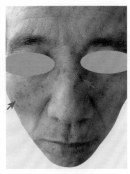

小肠区片状黄斑——
消瘦，体重下降；肝区
有黄斑——肝囊肿

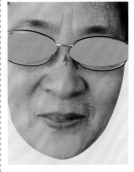

心区横纹并黄斑——
心慌3个月，室性期
前收缩；生殖区有片状
黄斑——宫颈癌9年

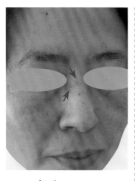

心区有黄斑——心脏功能差，易心悸；肝区有几个痘状突起——肝内血管瘤

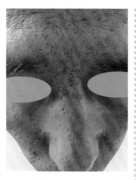

心区有突起——胸闷不舒

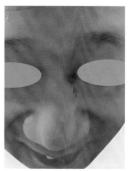

胸区有痣——长期胸闷不适

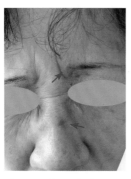

胸乳区有小突起——乳腺癌术后 11 年；肝区黄斑——化学治疗后肝功能异常

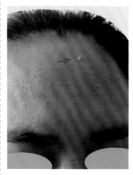

压力区有痘——近期压力大

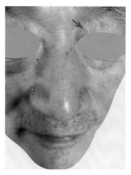

左眼内侧（胸区）有黄色突起的睑黄瘤——胸闷

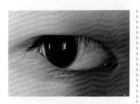

右眼八区络脉——儿童下焦病变

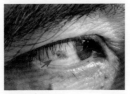

右眼四区黄斑——肝胆病变日久

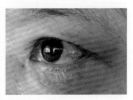

左眼四区络脉向五区延伸——肝火向中焦蔓延

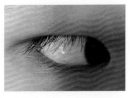

右眼四区络脉向五区延伸——肝脾不调

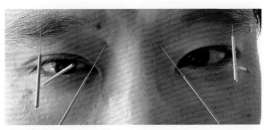

右眼八区暗红络脉——腰部长期不适，已卧床近1个月，诊为腰椎间盘重度滑脱，眼针（双眼肾区、肝区、下焦区）治疗一疗程，已痊愈

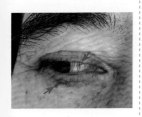

下焦鲜红络脉——新发病；五区眼胞有黑斑——脾胃病久

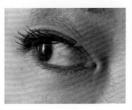

右眼八区络脉分别向一区、六区传变（轻）——肺肾气虚

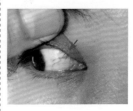

右眼八区根粗络脉向七区蔓延——下焦病向脾胃发展，可能是大肠疾病向胃发展

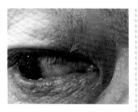

右眼八区络脉呈锁链状向瞳孔发散——肾虚日久

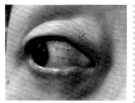

右眼八区双络脉向瞳孔发散——肾虚日久

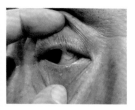

右眼八区锁链状络脉向七区后、向瞳孔发散——肾虚日久

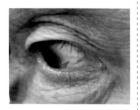

右眼八区有两条锁链状络脉向一区和七区传变，但还未至——肺肾气虚，脾肾阳虚

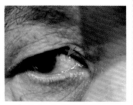

右眼八区有黄色胬肉突起——下焦病变

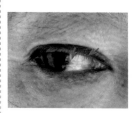

右眼八区有近（甚至穿入）瞳孔的斑，八区有鲜红迂曲络脉——下焦虚实夹杂疾病

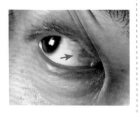

右眼八区有深、粗、短的片状络脉——腹痛

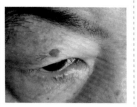

右眼二区目胞有突起黄褐色痣——肺部天生功能欠佳

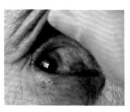

右眼七区近瞳孔处有胬肉突起——长期便秘；八区、一区有络脉——肺肾气虚

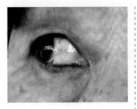

右眼七区有近瞳孔处的蜘蛛样络脉——长期胃病

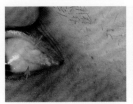

右眼七区有迂曲络脉、八区有环形络脉——脾肾阳虚

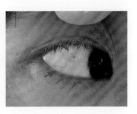

右眼三区有太阳形络脉、四区有三角形络脉——心肝血虚

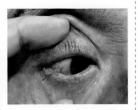

右眼四区根部有鲜红粗大双络脉向三区发散——传变轻，心肝火旺

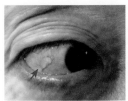

右眼四区深粗的暗红络脉迂曲向三区传变——心肝血虚

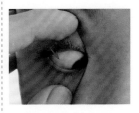

右眼四区浅淡络脉向五区传变——肝胃不和

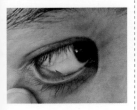

右眼四区有迂曲的粗络脉——肝气郁滞

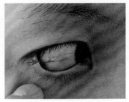

右眼四区有直向瞳孔发散的多重络脉——肝火盛

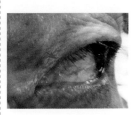

左眼八区络脉呈锁链状向瞳孔发散——下焦病变

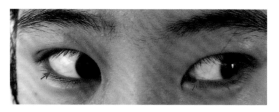

左眼七区有根部粗大的络脉、右眼四区有细小络脉——肝脾不调

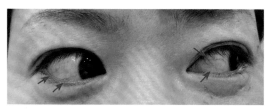

左眼八区络脉、七区黄斑——脾肾阳虚；右眼四区、五区有络脉向瞳孔发散——肝气犯胃

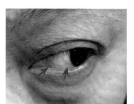

左眼八区络脉向六区和七区传变——心、脾、肾三脏受累

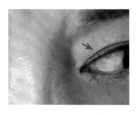

左眼八区、七区有弥漫性络脉——脾肾气虚

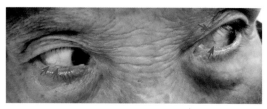

左眼八区、七区有弥散性络脉——脾肾阳虚；右眼四区有暗红、鲜红两种络脉向五区传变——肝胃不和日久

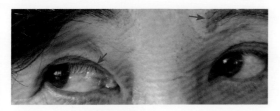

左眼八区上近眉毛处有红胎记——下焦病变；右
眼八区和七区有淡红血络——脾肾阳虚

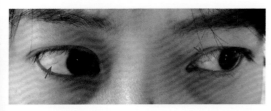

左眼八区深红络脉——腹痛；右眼四区浅络
脉——肝气不疏

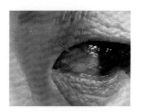

左眼八区有暗深色络
脉——下焦病变；左眼
七区有菱形的络脉堆
积——胃病日久

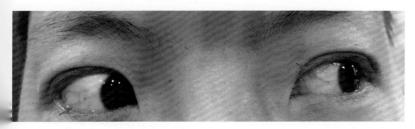

左眼八区有粗络脉向瞳孔和一区传变——下焦病变；右眼四区有黄斑散
在——肝气不疏

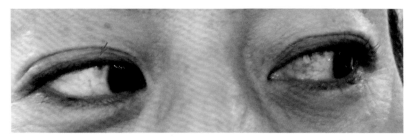

左眼八区有迂曲的络脉——下焦病变；右眼一区有黄斑——肺气虚

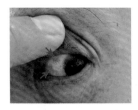

左眼八区有羽毛状络脉——腹痛；七区有黄色脂肪样突起——脾胃虚弱

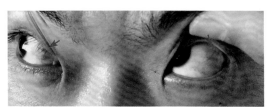

左眼二区和四区有散在的络脉——肝肾阴虚；右眼八区有深、粗、短的络脉——下焦病变

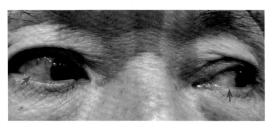

左眼六区有黄斑——心血不足；右眼四区有黄色胬肉突起——肝胆湿热

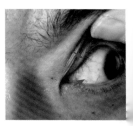

左眼七区、八区有散在络脉，八区向一区传变——脾肾阳虚

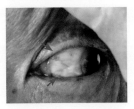

左眼七区、八区有迁曲的根部粗大的络脉——长期便秘

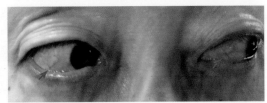

左眼七区有粗络脉——胃火盛；右眼四区暗红络脉成钩状——肝郁日久

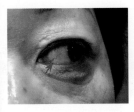

左眼七区络脉直向瞳孔发散——胃火炽盛

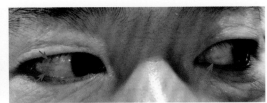

左眼七区有络脉向瞳孔发散——胃火盛；右眼三区、四区有散在的络脉——心肝血虚

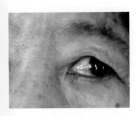

左眼七区有胬肉样增生——脾胃虚弱

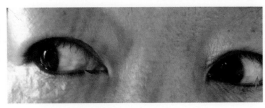

左眼三区、四区有暗色的络脉——心肝血虚；右眼七区有深褐色的斑——胃病日久

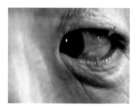
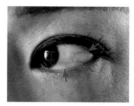

左眼三区络脉向五区
传变——肺脾气虚

左眼三区、四区有暗
红连接的络脉，四区
向瞳孔发散，五区有
黄色斑——心、肝、
脾三脏受累

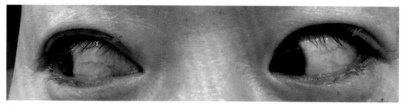

左眼三区有络脉，四区有浅黄斑——肝肺不调；右眼八区双络脉向瞳孔发
散——下焦病变

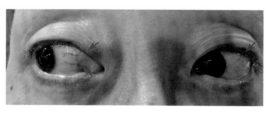
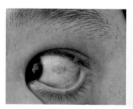

左眼三区有络脉——胸闷；右眼八区两条络脉向
瞳孔发散——下焦病变

右眼三区有盘丝状络
脉缠绕——长期胸闷

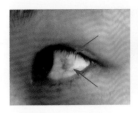
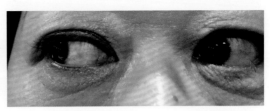

左眼三、四区有散在的黄斑——肝肺不调　左眼四区链状络脉向瞳孔发散——肝病日久

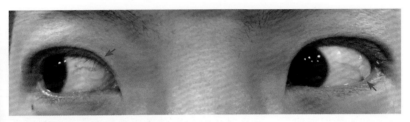

左眼四区有根部红点状络脉——肝病日久；右眼八区有浮于表面的无根络脉——肾水不足

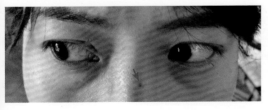
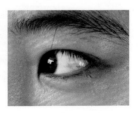

左眼四区弥散性小络脉——肝气郁滞；右眼八区小络脉——下焦病变；鼻正中有痣——长期肝气不畅　　左眼四区有暗黑色和鲜红色两种络脉重叠——肝虚实夹杂疾病

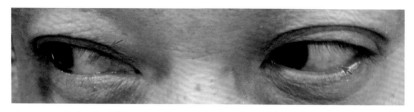

左眼四区有弥漫性黄斑——肝气郁滞；右眼八区有短络脉——下焦病变

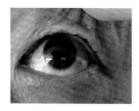

左眼四区有弥散的红络脉——肝郁化火

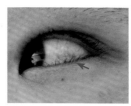

左眼四区有弥散性络脉——肝主筋，长期腰痛

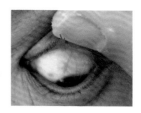

左眼一区有暗红色络脉向瞳孔发散——长期便秘

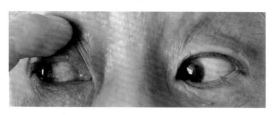

左眼四区有小黑点——肝气郁滞；右眼八区有多个向瞳孔发散的细小络脉——肾亏日久

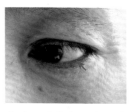

左眼四区有直入瞳孔的细络脉——肝郁化火

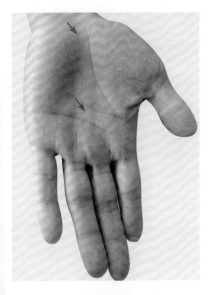

← 变异线形成，斜穿掌上线、掌中线、掌下线，提示肝功能不好，乙型肝炎病毒携带者，氨基转移酶高；掌下线末端有菱形纹——眠差夜醒

↑ 川字掌，白带增多；掌下线尾端大岛形纹——盆腔炎症

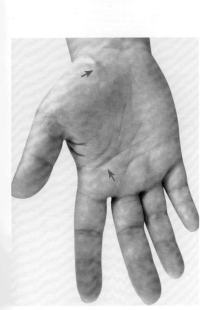

← 川字纹——白带多；大鱼际青筋——下肢寒凉

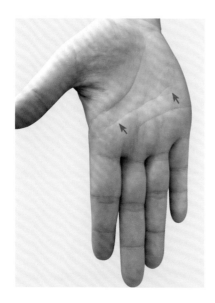

← 川字掌且悉尼线尾端有大岛形纹——肿瘤遗传体质

↑ 大、小鱼际发红——肝功能差，急躁，眠差，服用催眠药才能入睡；掌下线下段小岛纹——肾结石

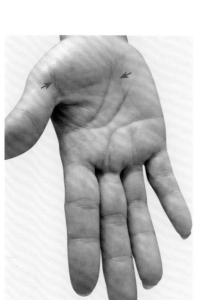

← 拇指掌指关节根部锁链状纹——心脏功能严重下降；掌下线尾端外侧有菱形纹——情志抑郁

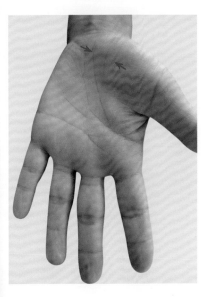

◄ 大鱼际青筋——下肢寒凉；掌下线末端岛形纹——子宫肌瘤

▲ 多条障碍线穿过掌下线——消瘦，体重下降；掌中线与掌下线分叉处有岛形纹——肝囊肿

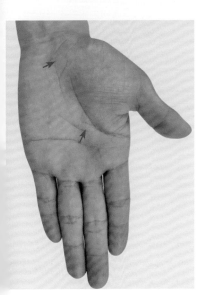

◄ 地丘有未成形的岛形纹——盆腔肿物形成中；掌中线有大岛形纹——眩晕

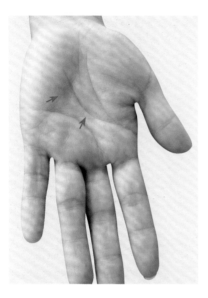

← 方庭处有暗色凹陷叶状乱纹——乳腺癌术后 2 年；方庭狭窄并十字纹——心慌、胸闷

↑ 方庭内有方形纹——心动过速；性线弯曲——肾虚腰痛；掌上线尾端有障碍线切过——咽炎，气管炎

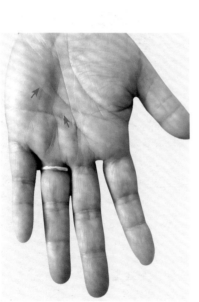

← 方庭丰字纹——冠心病；掌中线尾端有并行线——耳鸣

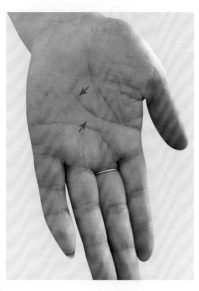

◀ 方庭内有十字纹，心律不齐；掌中线下呈三角纹——血管性头痛、头晕

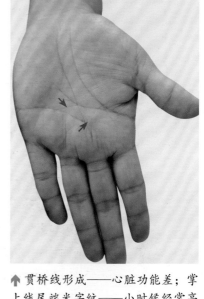

▲ 贯桥线形成——心脏功能差；掌上线尾端米字纹——小时候经常高热，家族性肺病

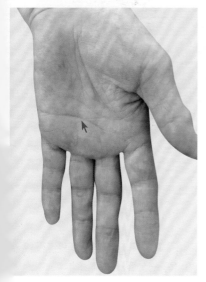

◀ 肝分线与掌上线相切——膝关节炎；小指短弯——肾功能弱，夜尿多

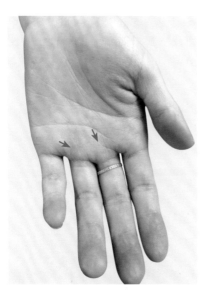

← 过敏线形成——过敏体质；环指根下米字纹——心慌，心动过速

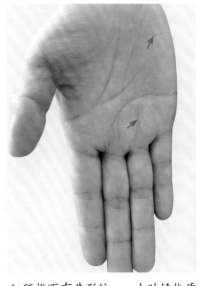

↑ 环指下有井形纹——小时候体质差，低血压；小鱼际处有明显的横纹——糖尿病家族史

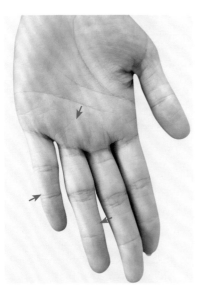

← 过敏线形成——过敏体质；小指短弯——肾功能下降；环指中段变细——胆石症

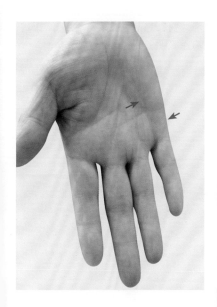

← 健康线穿掌上线——胸闷；无性
线——不孕症

← 卷曲甲，突甲——饮酒多，易醉，
肝损伤

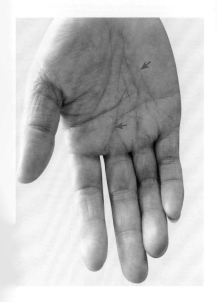

← 健康线上大岛形纹——肝囊肿；
掌上线尾端分叉多——慢性支气管炎

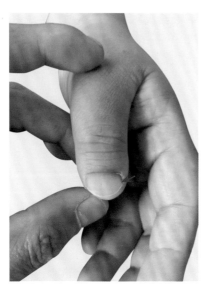

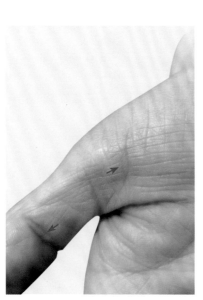

← 宽短甲——生殖功能差，肾错构瘤

↑ 内关穴青筋——心脏功能差

← 拇指关节根岛形纹——心脏功能差；孔子目——聪明

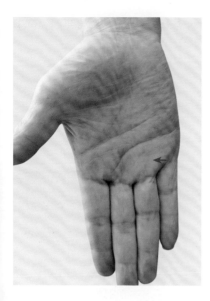

全掌发红——肝功能差；肺区发暗——肺癌放射治疗、化学治疗后肺纤维化

通贯掌——与母亲的疾病体质相似；小鱼际多条横纹——糖尿病家族史

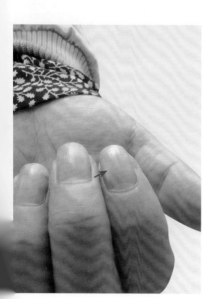

示指突甲——心脏功能差

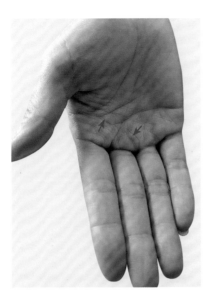

← 土星环形成——情志不畅；川字掌——白带增多

↑ 小鱼际处有多个横纹——糖尿病3年；掌下线尾端分叉并消失——脑出血家族史

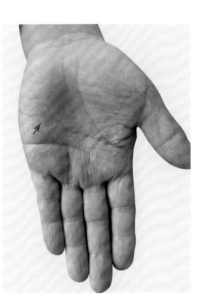

← 悉尼线尾端大岛形纹——肿瘤家族史，患肿瘤可能性大

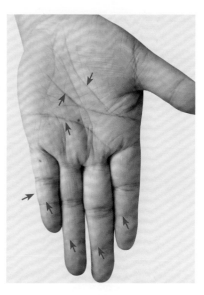

← 小指短——肾功能弱；各主线呈褐色——胆囊功能差；各指末节纹呈一字形纹——记忆力下降

↑ 性线变细，分叉——性功能障碍，不孕症7年

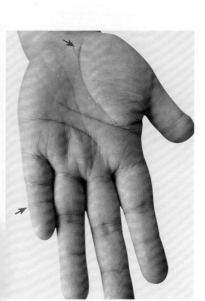

← 小指明显短——肾和生殖功能下降；掌下线末端外侧大岛形纹——多囊卵巢综合征

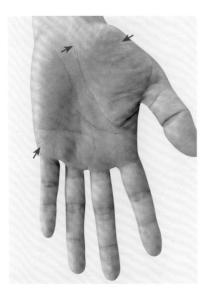

← 性线分叉——性功能障碍；大鱼际发青——寒性体质；掌下线尾端岛形纹——子宫肌瘤

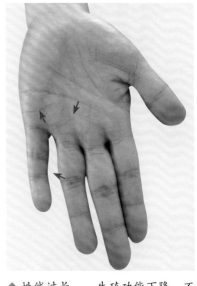

↑ 性线过长——生殖功能下降，不孕症 7 年；过敏线形成——过敏体质；小指短弯——肾功能下降

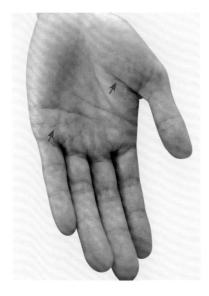

← 性线分叉并形成菱形纹——性功能障碍；艮震分界线明显——胃溃疡

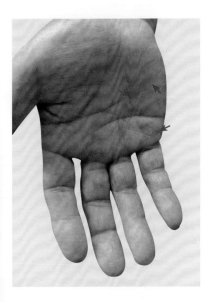

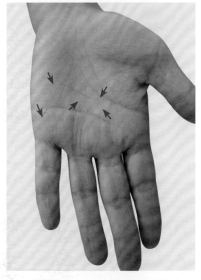

性线过长——性功能障碍，腰痛；掌中线尾端米字纹——睡眠障碍；悉尼线——肺癌家族史

性线弯曲——肾虚腰痛；掌中线中段岛形纹——眩晕；掌中线末端方形纹——脑外伤史；方庭内多个井字纹——心脏功能差

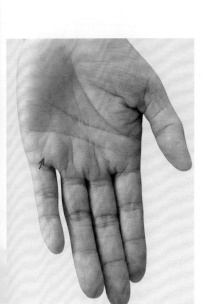

性线过长并且形成岛形纹——性功能障碍

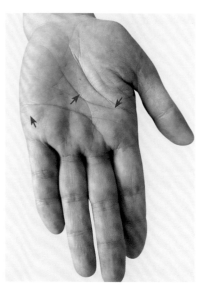

← 性线弯曲——腰痛；掌中线末端
分大叉——眠差、头晕；掌中线与掌
下线分叉处有小三角纹——肝囊肿

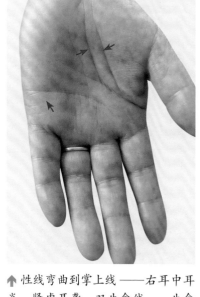

↑ 性线弯曲到掌上线 ——右耳中耳
炎，肾虚耳聋；双生命线——生命
力强，父亲长寿，现 91 岁健在

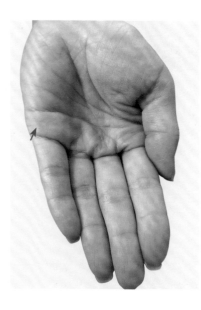

← 性线弯曲并细，只有一条——肾
虚腰痛，不孕症 10 年

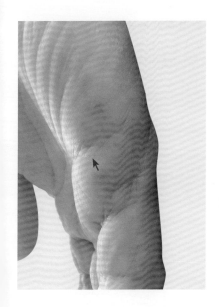

← 性线紊乱并形成菱形纹——性功能障碍，与老伴分居4年

↑ 巽宫外侧青筋——左肩疼痛；巽宫米字纹——胆石症；手指指节青筋——体寒

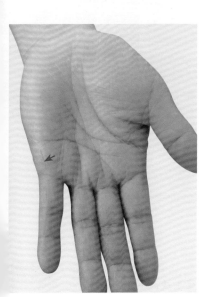

← 性线有横纹——性功能障碍

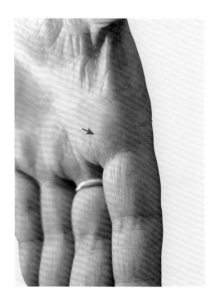

← 巽宫外侧青筋——左肩袖损伤；
巽宫井字纹并米字纹——胆石症

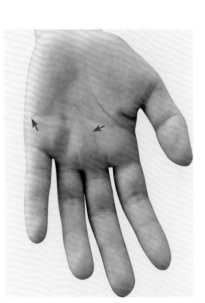

↑ 玉柱线起点处有多个岛形纹——
多发性痔

← 玉柱线顶端三角纹——胃下垂；
掌上线起点小岛形纹——耳鸣

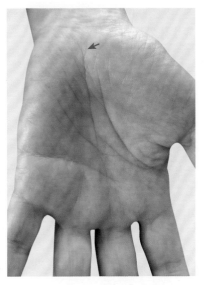

玉柱线起点处有明显的岛形纹——痔

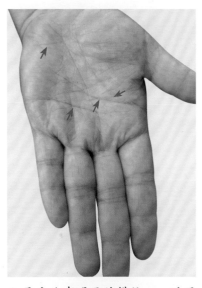

⬆ 月丘处有明显的横纹——睡眠差；从水星丘发出的肝分线斜穿掌上线、掌中线、掌下线，后到达大鱼际处，变异线——肝功能严重下降

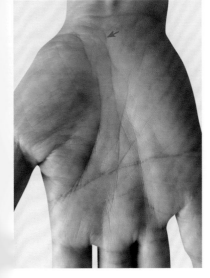

⬅ 玉柱线起点处有小岛纹——痔

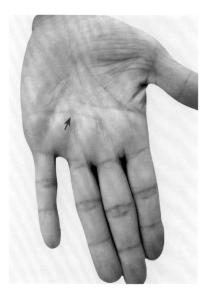

← 掌上线变模糊——肺功能下降，肺结核家族史

↑ 掌上线断裂——肝功能先天不好；环指根下丰字纹——支气管肺炎

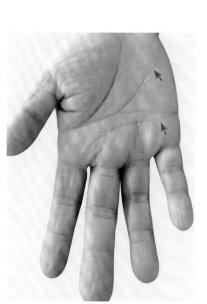

← 掌上线断裂——肝功能差，消化功能差，气肿，会忽胖忽瘦；掌中线向月丘乾宫延伸——神经衰弱

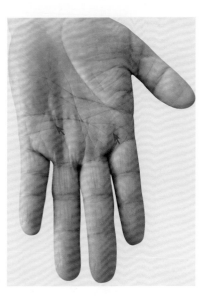

←掌上线断裂——先天性肝功能差，肝囊肿，脂肪肝；巽宫井形纹——胆囊息肉

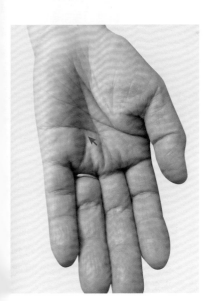

↑掌上线起点分大叉——小时候生大病；三大主线呈锁链状纹——免疫力低下；健康线上岛形纹——肝囊肿

←掌上线环指下有小岛形纹——视力下降，右眼外上限视野缺损

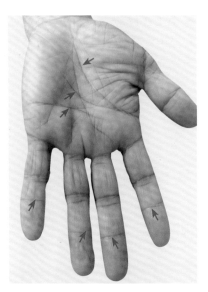

◀ 掌上线、掌中线、掌下线呈褐色——胆囊功能差；各指末节呈一字形纹——记忆力下降

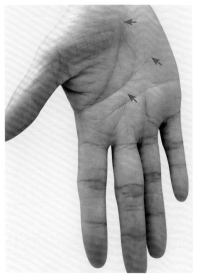

▲ 掌下线末端呈三角纹——痛经，经行头痛；方庭内有方形纹——心动过速；悉尼线形成——肿瘤家族史，其爷爷患胃癌

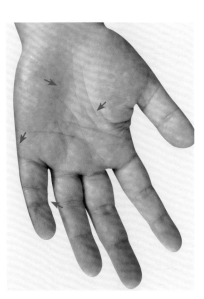

◀ 掌下线断裂——脑出血家族史；性线弯分叉——剖宫产；健康线细叠瓦状——免疫力下降；小指短弯——生殖功能下降

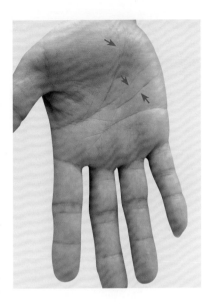

← 掌下线末端大岛形纹——前列腺增生；双掌中线——脑瘤家族史，其大姑患脑瘤

↑ 掌下线末端岛形纹——多囊卵巢综合征；环指根部米字纹——心脏功能下降

← 掌下线末端大分叉——膝关节炎，下肢乏力；血脂丘高起——高脂血症；掌上线起点处有凹陷——右肺底肺腺癌

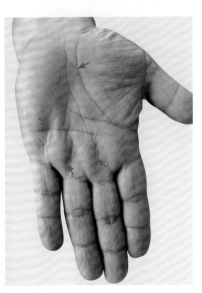

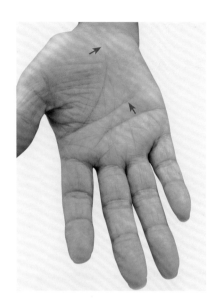

← 掌下线末端岛形纹——子宫肌瘤；掌中线尾端有三角纹——脑垂体空泡蝶鞍

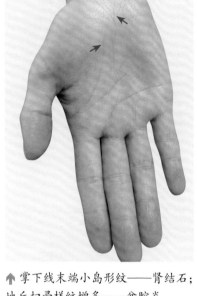

↑ 掌下线末端小岛形纹——肾结石；地丘扫帚样纹增多——盆腔炎

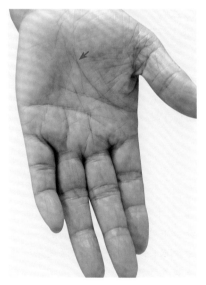

← 掌下线末端分叉后消失——脑血管病家族史，其父亲脑干出血

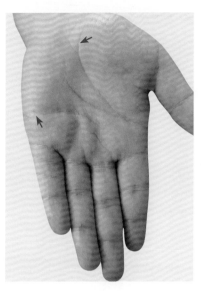

← 掌下线末端有大岛形纹并高起——早泄多年，腰酸；掌上线起点有岛形纹——耳鸣

↑ 掌下线起点岛形纹，掌中线下伴随平行线——耳鸣；掌中线中段小岛形纹——眩晕

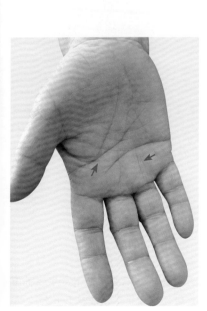

← 掌下线起点处有小瘀点——胸闷，肺小结节；太阳线形成——高血压

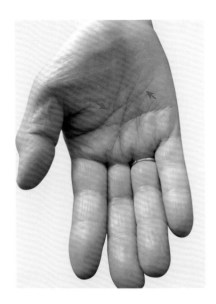

← 掌下线上段岛形纹——脾囊肿；
悉尼线——乳腺癌术后11年

↑ 掌下线尾端大岛形纹——腰腿
痛；掌下线内侧发出细线——手指
麻木

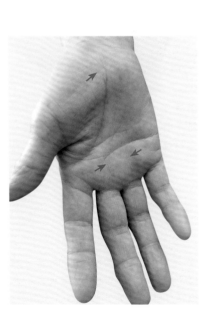

← 掌下线尾端大岛形纹——盆腔
炎，夜尿多；中指根下丰字纹并有
黄斑，环指根下米字纹——肺心病

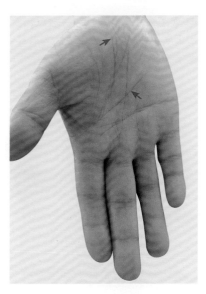

← 掌下线尾端岛形纹——子宫后壁肌瘤 3 厘米；掌中线过直——失眠

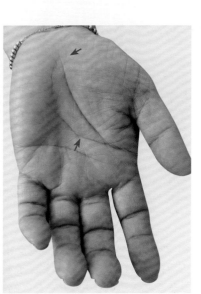

↑ 掌下线尾端分叉，叉中还有叉——早泄多年，耳鸣，腰酸

← 掌下线尾端岛形纹——子宫肌瘤；掌中线弯折——顽固性头痛

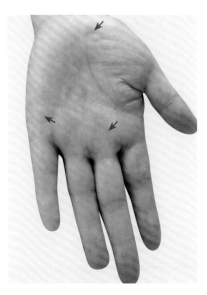

← 掌下线尾端有凹陷——腰椎间盘
突出症；土星环形成——情志不畅；
水星垂线形成——肾功能下降

↑ 掌下线尾端有大菱形纹——卵巢
癌术后 2 年半复发、转移

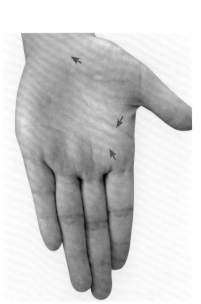

← 掌下线尾端有大岛形纹——子宫
肌瘤；川字纹——白带增多；掌下
线起点处断裂——小时候生过大病

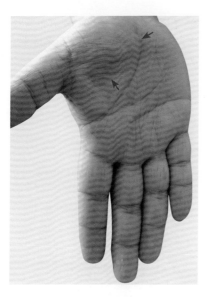

←掌下线尾端有岛形纹，并有凹陷——肾结石，腰椎间盘突出症；震宫凹陷——胃下垂

↑掌下线尾端有切线切过——腰痛

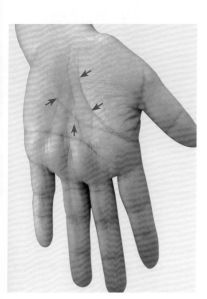

←掌下线尾端有多条分叉——关节炎，晨起手僵；多条障碍线切过掌中线和掌下线——免疫力低下

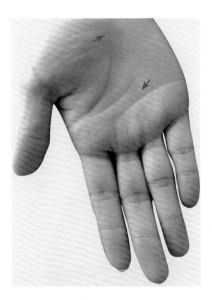

← 掌下线尾端有三角纹——痛经
重；方庭内有叶状纹——乳腺增生

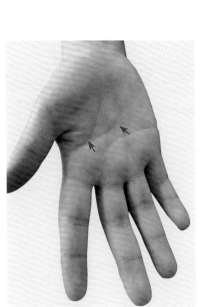

↑ 掌下线中段红点——肝血管瘤；
掌上线上大岛形纹——肝功能差

← 掌下线与掌中线分叉处有岛形
纹——肝功能先天不好；掌中线末
端三角纹——神经衰弱

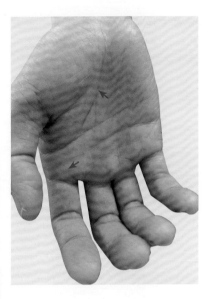

← 掌下线中下段小岛形纹——肾囊
肿；巽宫发暗——胆囊炎

← 掌中线从掌下线下分出——神经
衰弱；过敏线形成——易过敏

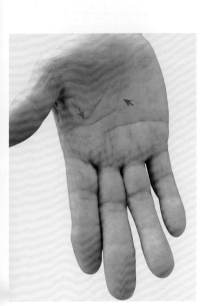

← 掌中线变直且末端蛇形弯曲——
偏头痛；掌下线起点处岛形纹——
肺结核

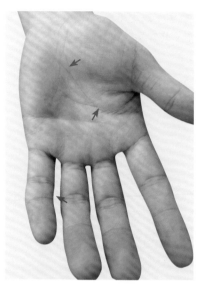

← 掌中线从掌下线下分出——神经衰弱；掌下线尾端有三角形纹——疝气病史；小指弯——肾虚腰痛

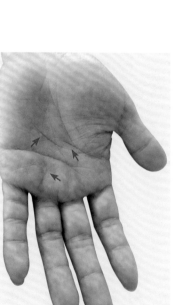

↑ 掌中线断裂——脑外伤史；方庭内有叶状纹——乳腺增生

← 掌中线断裂——经常头痛；环指根下米字纹——心肌缺血；掌中线上有水泡——小肠水肿

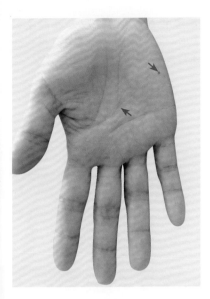

掌中线分叉并弯曲——失眠；小鱼际处有黑点——肺功能差

掌中线末端向掌上线弯曲——神经衰弱；掌下线末端分大叉，并形成大三角纹——腰痛

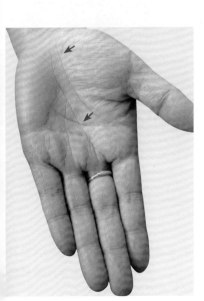

掌中线末端分叉——偏头痛；掌下线末端菱形纹并分叉——腰痛，盆腔炎

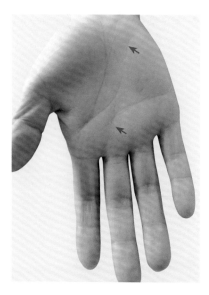

←掌中线弯向掌根部，并形成三角纹——偏头痛；掌上线末端有三角纹——肺功能差

↑掌中线有岛形纹形成——视力下降，2015年11月中旬考试过程中突发视力模糊后多方求医，某三甲医院诊为发育性青光眼、视神经萎缩

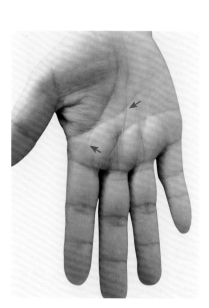

←掌中线下端有井字纹——脑外伤史，偏头痛；巽宫有井字纹——胆石症并胆囊息肉

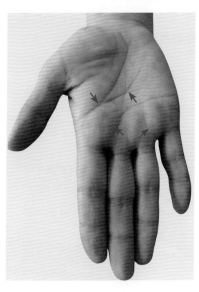

← 掌中线与掌下线分叉处有小岛
纹——肝囊肿；血脂丘形成——高
脂血症；掌中线过直——眠差，头
晕，急躁

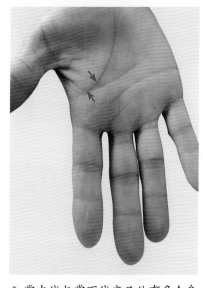

↑ 掌中线与掌下线交叉处有多个岛
形纹——肝功能不好，乙型肝炎病
毒携带者，氨基转移酶高

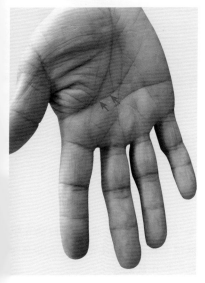

← 掌中线与掌下线交叉处狭窄，并
有多个岛形纹——肝功能差

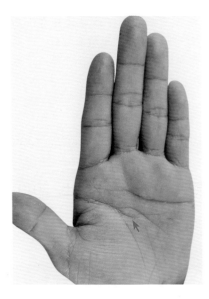

← 掌中线中段大岛形纹并突起——
小时候车祸致脑外伤

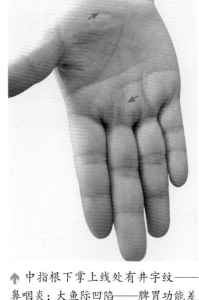

⬆ 中指根下掌上线处有井字纹——
鼻咽炎；大鱼际凹陷——脾胃功能差

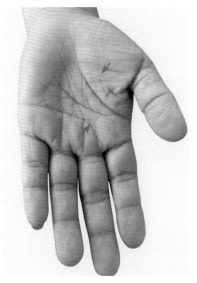

← 震宫井字纹，米字纹凹陷——
脾胃功能差；掌上线尾端有三角形
纹——小时候哮喘史

参考文献

1. 季秦安. 季秦安手诊手疗 [M]. 太原：山西科学技术出版社，2019：174-177.

2. 赵建成. 奇法诊病 [M]. 北京：中国中医药出版社，2019：214-217.

3. 武建设. 面诊手诊脉诊 [M]. 南京：江苏凤凰科学技术出版社，2020：49-52.

4. 王大有. 掌纹诊病实用图谱 [M]. 郑州：中州古籍出版社，2004：133-134.

5. 樊红杰. 手诊图谱大全集 [M]. 长沙：湖南美术出版社，2010：32-33.

6. 彭静山. 观眼识病眼针疗法 [M]. 北京：人民军医出版社，2009：35-36.

7. 彭清华. 中医局部特色诊法 [M]. 北京：中国中医药出版社，2017：107-109.

8. 赵理明. 望手诊病图解 [M]. 沈阳：辽宁科学技术出版社，2018：5-8.

9. 王晨霞. 王晨霞掌纹图典 [M]. 北京：中医古籍出版社，2012：100-101.

10. 麻仲学. 中国医学诊法大全 [M]. 济南：山东科学技术出版社，1991：15-17.

11. 杜茂爱. 奇法诊病 [M]. 天津：天津科学技术出版社，2016：331-333.

后记

　　此书的出版要感谢的人实在太多了，从知识点的串连，理论体系的构建，临床的验证，反复修改，到最后成形，在每一个节点上都有要感谢的人！

　　首先，要感谢的是山东中医药大学高树中校长，他是我中医路上最重要的启蒙老师之一，他对学术的追求和对中医的热爱深深感染着我，使我在中医的道路上不断地探索。其次，要感谢的是于铁老师，是于老师给我在院校教育之外开了一扇窗，让我深切体会到了中医的博大精深。不敢忘，跟诊前四个月的只言不敢语！不能忘，那四个月买回来的书中文字意思竟所识无几！感慨自己空有博士学位，却没有文化，对于中医，我还是个初学者，之所以要写这本书，是想告诉千千万万院校内的学子，我们所知的太少，中医文化很深，好好继承吧，打开窗，才知道外面的空气有多新鲜。再次，感谢这许多"自远方来"的朋友——参考文献中的作者，如王晨霞、彭静山、樊红杰、赵理明、彭清华等，大多未曾谋面，但因有他们的学识为我铺垫，使我在中医望诊的道路上越走越远。最后，感谢我的徒弟们：张赟、鞠爽冉、张峰、代成玖、陈键，是他们的绘画和拍照技术才使得此书更加通俗易懂。

　　当然，此书是我中医望诊的第一本书，会有许多不当之处，或有理论偏颇之处，还请高明读者给予批评指正，谢谢！

姜军作

2022 年 6 月于大连敬昇堂

55